U0229821

一学就会的
宋氏小儿推拿

宋世昌 著

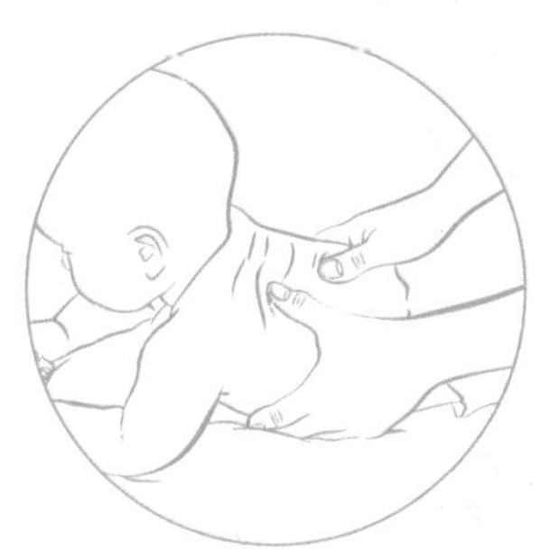

江西科学技术出版社

图书在版编目（CIP）数据

一学就会的宋氏小儿推拿 / 宋世昌著 .—南昌：江西科学技术出版社，2018.4（2018.6 重印）

ISBN 978-7-5390-6225-9

Ⅰ. ①一… Ⅱ. ①宋… Ⅲ. ①小儿疾病－推拿 Ⅳ. ①R244.15

中国版本图书馆 CIP 数据核字（2018）第 001232 号

国际互联网（Internet）地址：http：//www.jxkjcbs.com
选题序号：ZK2017330
图书代码：B17150-103

一学就会的宋氏小儿推拿 宋世昌 著

出版发行	江西科学技术出版社
社　　址	南昌市蓼洲街 2 号附 1 号　邮编：330009　电话：0791-86623491 传真：0791-86639342 邮购：0791-86622945 86623491
经　　销	各地新华书店
印　　刷	北京盛通印刷股份有限公司
开　　本	700mm × 980mm 1/16
印　　张	14.75
版　　次	2018 年 4 月第 1 版　2018 年 6 月第 3 次印刷
字　　数	175 千字
书　　号	ISBN 978-7-5390-6225-9
定　　价	48.00 元

宋世昌医师惠存

手法娴熟重辨证
儿科按摩效果丰

历州医翁路志正

丙申十月
九十有六

国医大师、北京中医药大学名誉教授　路志正题词

小儿推拿推小儿

未病先治先未病

陈为章

于2017.9.2.

尊敬的
陈老师于
9月2日专程
从青岛来京
为我新书题字
并合影留念
于北京南站
[illegible]

青岛意气小儿推拿大师陈为章题词

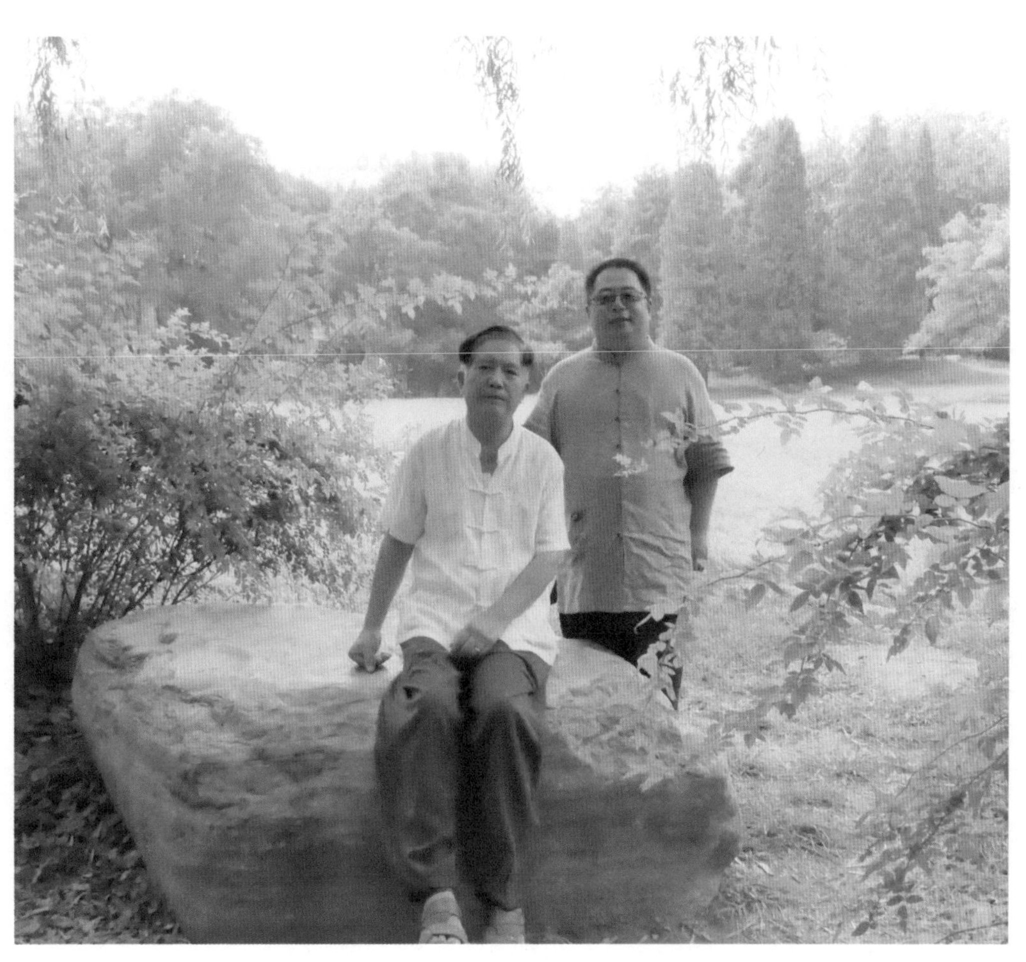

本书作者宋世昌与陈为章老师合影

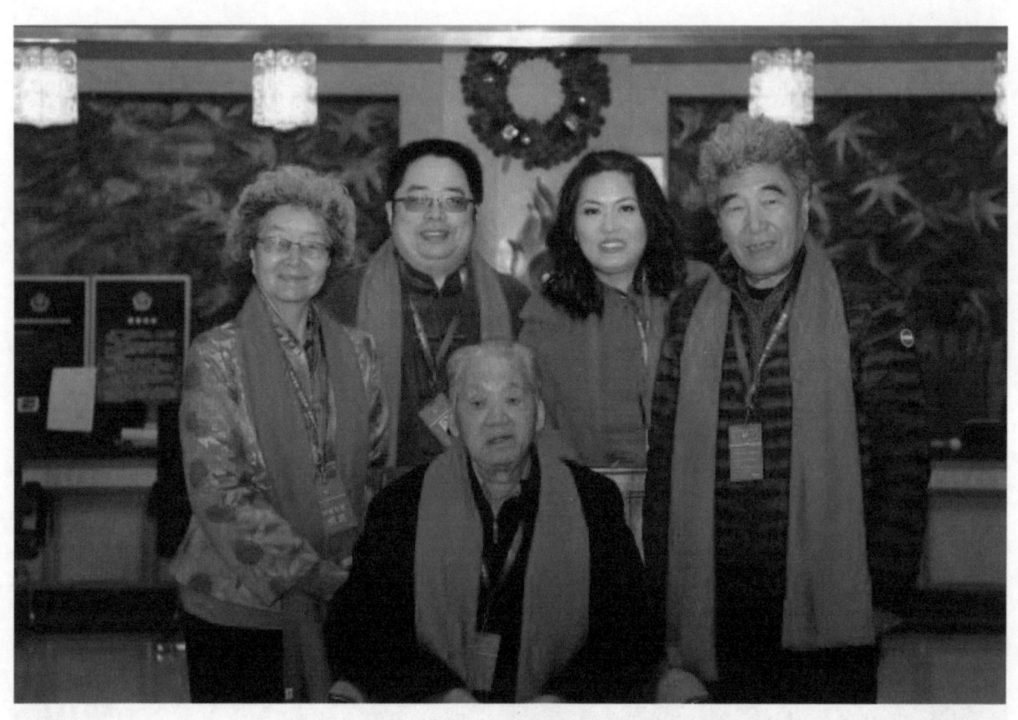

国医大师路志正 后排左起：吴大真教授 宋世昌 楚含英 王凤岐教授

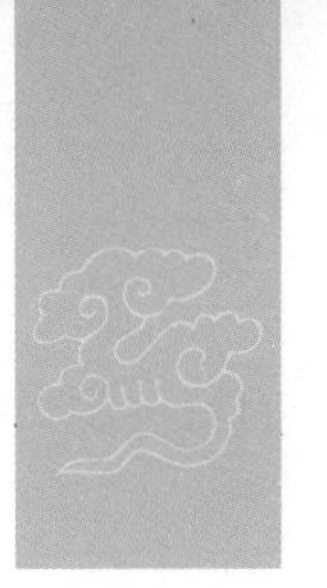

推荐序

愿天下宝宝无疾，愿天下父母安心

自古以来，中医把小儿科称为“哑科”。小儿科的疾病诊断和治疗具有很多困难，正如中医儿科的宗师——宋代钱乙先生在他的名著《小儿药证直诀》的自序中所说：“医之为艺诚难矣，而治小儿为尤难。自六岁以下，黄帝不载其说……则小儿之病，虽黄帝犹难之，其难一也。脉法虽曰八至为和平，十至为有病，然小儿脉微难见，医为持脉，又多惊啼，而不得其审，其难二也。脉既难凭，必资外证。而其骨气未成，形声未正，悲啼喜笑，变态不常，其难三也。问而知之，医之工也。而小儿多未能言，言亦未足取信，其难四也。脏腑柔弱，易虚易实，易寒易热，又所用多犀、珠、龙、麝，医苟难辨，何以已疾？其难五也。”

世昌是我的学生。他曾系统学习过中医儿科，并师从青岛意气小儿推拿大师陈为章先生，在长达五年的临床实践中，走了全国几十个城市，做过近百场的小儿推拿科普讲座，惠及了数以千计的儿童与家庭，并培养出数以百计的宋氏儿推的精英学员。他们提出的口号是“愿天下宝宝无疾，愿天下父母安心”。

在小儿的养生保健中，世昌自有心得。他提出：治小儿重在脾胃，应调、养、治三结合，治疗时应以食疗为主，辅以推拿手法、内病外治法等，以简便易行有效为原则。凡跟他学习过的妈妈们都说“宋氏儿推一听就懂，一学就会，一用就灵”。

我相信，宋氏儿推将会成为中医儿科保健中的一种更优秀、更有效的技法，惠及更多的儿童。

2017年8月

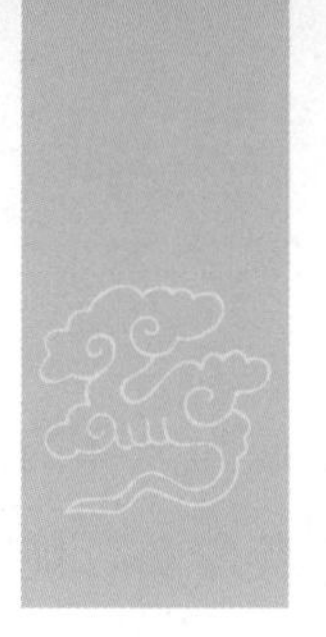

自序

让健康问题在萌芽阶段得到解决

我们在经历过长达几十年生病就用抗生素的时代后，终于认识到了抗生素的危害，尤其是对处于生长发育期的孩子而言，抗生素的危害绝非一时，而是层层叠加，直到损伤孩子的免疫力。在这样的背景下，一种能够通过提高孩子的正气（俗称“免疫力”）来调理孩子的各种不足，让孩子更加健康的绿色外治手法——宋氏儿推应运而生。

我跟随青岛意气小儿推拿大师陈为章先生学习了意气小儿推拿，并且在陈姥姥小儿推拿培训班陈雪芳老师的支持和鼓励下，开始了长达五年之久的涉及全国几十个城市、次数达近千场的“小儿推拿走进家庭”的普及工作。

我在接触恩师、著名国医王凤岐教授三元医学思想后感悟良多，从天地人，以及道生一、一生二、二生三、三生万物的高度，运用自己近二十年的中医临床实践经验，形成了独成一派的，集宋氏五脏辨证、宋氏儿推处方、宋氏儿推无影手法为一体的综合性辨证化的宋氏儿推。现在，我在全国已有二百多位精英学员，能系统掌握宋氏儿推。为了让小儿推拿走进千家万户，我和我的精英学员们将继续坚持在各个城市宣传普及宋氏儿推——愿天下宝宝无疾，愿天下父母安心。

自古以来，“为人父母者，不知医谓不慈。为人子女者，不知医谓不孝”。我们所主张的首先是“家和万事兴”。如果让孩子在一个充满着压抑和不悦的环境下进食，即使吃再有营养的东西，也不如不吃。即使物质方面对孩子再好，家庭成员之间的不和谐依然会给孩子造成莫大的伤害。

最先发现孩子不舒服的，一定是孩子的父母。如果是一个和谐美满的家庭，正确的喂养和养护就足以把刚刚出现的健康问题解决掉。这就需要家长掌握一些中医知识，尤其是行之有效的小儿推拿和食疗知识，一旦发现苗头，就完全可以把疾病解决在萌芽状态，而不是在积食、便秘、咳嗽、发烧等按下葫芦浮起瓢的怪圈中，全家人你指责我、我指责你。这种窘况是极不利于孩子身心发展和疾病康复的。所以，宋氏儿推从开始普及的那一天就力主“家和万事兴”，极其关注孩子的情绪和身心健康。我们无数次地建议妈妈们注重中医保健，学习宋氏儿推，让健康问题在萌芽阶段得到解决，避免与家人争吵，让更多家庭回归和睦。

我的外号挺多，有人称我为“脾胃大夫”，因为在治疗上我始终坚持爸爸调肾、妈妈调肝肾、孩子调脾胃。叫我“脾胃大夫”，我很高兴，叫得好！在宋氏儿推里有一个手法组合叫大补脾，这个组合被很多家长认可，可谓行之有效！孩子就像一棵小树，树即肝木，要长在肥沃的土地中，才能茁壮成长。土地即脾土。没有一个健康的脾胃，孩子的生长就会大打折扣，孩子的身体会因为没有充足的营养而积弱多病，所以宋氏儿推注重以健脾、固护孩子脾胃为特色的小儿推拿。只有吃好、喝好、消化好、吸收好，孩子的抵抗能力才能好，孩子才能不输液、不打针。

宋世昌

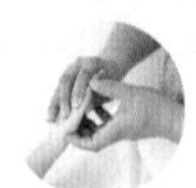
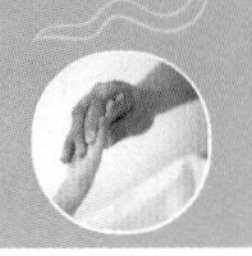
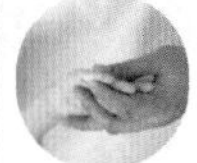

目录

第一章　宋氏小儿推拿

第一节　推拿手法

第二章 四季保健

秋季

冬季

第三章　常见病的调理

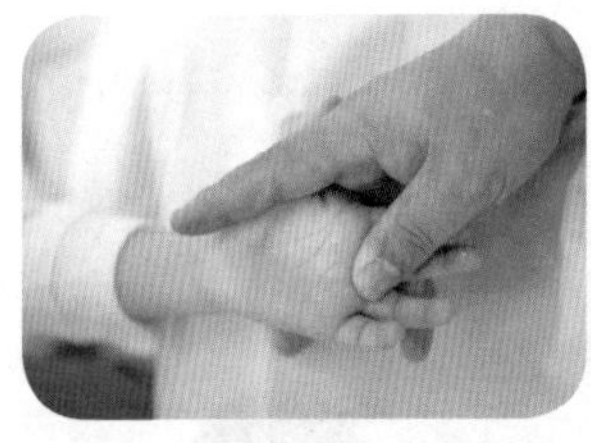
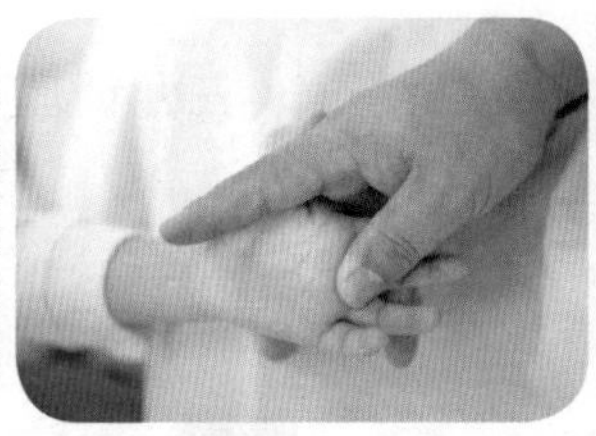
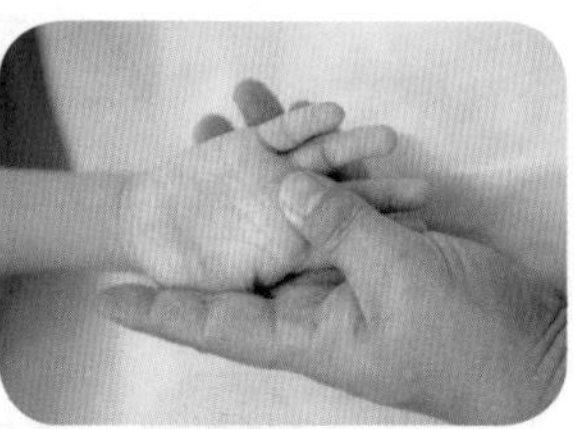

第四章　宋氏全息舌诊

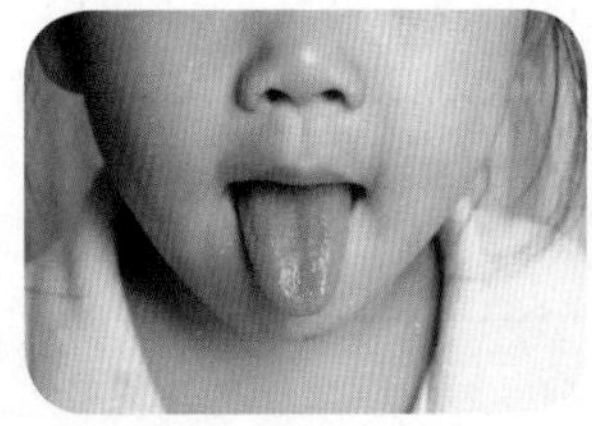
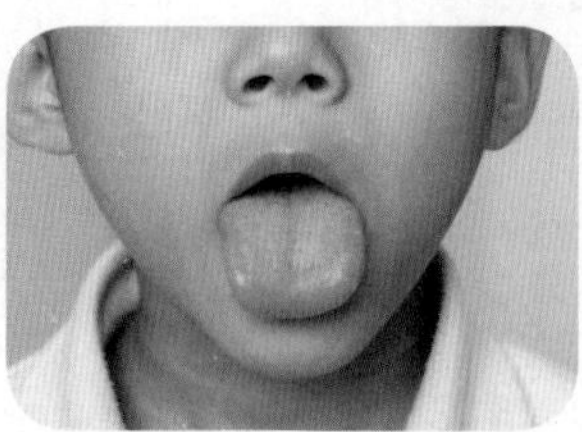
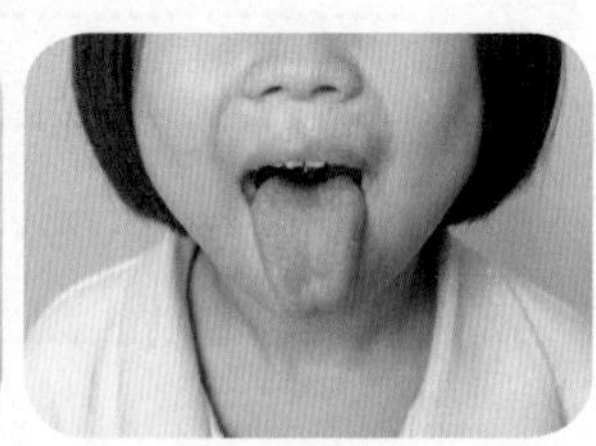

第五章　中医教您怎么"看"孩子

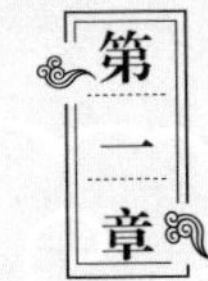

宋氏小儿推拿

CHAPTER 1

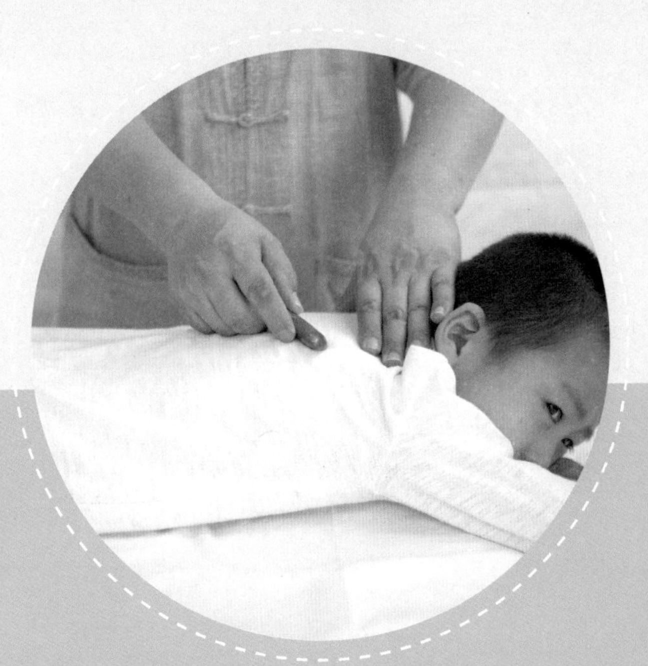

MASSAGE

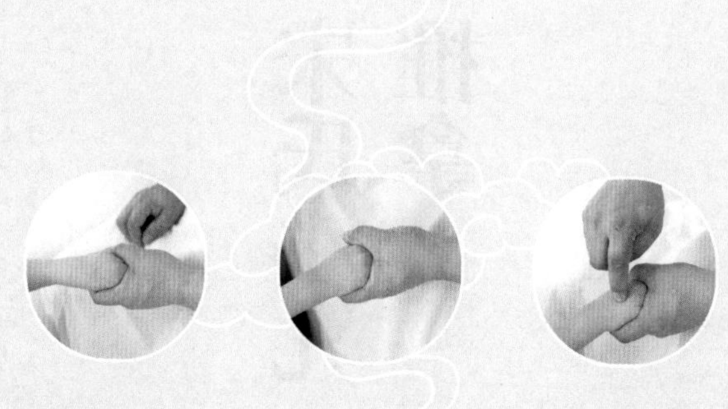

人体气机运行的方向是左升右降，它是人体圆运动的总方向，就像太阳东升西落一样。

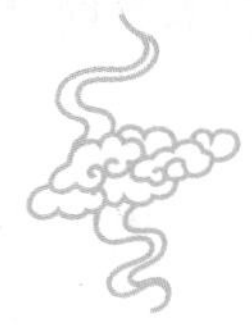

宋氏儿推是被中医理论化、辨证化了的小儿推拿。它的每一个手法都可以上升到国学的高度。为什么呢？比如，有一个手法组合是我在学习《易经》的过程中，根据《易经》第六十三卦——既济卦坎上离下而体悟出的，即中医里的心肾既济、心肾相交，亦即人体气机的圆运动处于正常运行状态。既济卦的这种生命状态，让我感悟到了一套能够恢复孩子气机圆运动失衡状态的手法组合——小清天河水10分钟、补肾10分钟。这个手法组合加减其他手法，在这五年里被广泛地运用在孩子各种慢性病的调理中，即使是妈妈们自己学习手法在家里推，也能把孩子调理过来，且调理最多的是各种不足之病。比如，五迟和各种发育迟缓、川崎病所致心肌缺损、心肌酶居高不下，等等。调理成效书中自有详解。

我们每年不同季节推出的不同食疗方和小儿推拿方，受到了广大家长的认可和赞誉（书中自有详解）。广大家长一直有一种呼声，能不能研究出一套不受季节、时间限制，调理孩子脾胃的手法？为满足广大家长的要求，我们于2015年推出了大补脾的手法组合。大补脾手法不受季节、时间、有病无病、醒来或睡着的限制，在这两年多的实践中，让众多孩子受益。当然，没有一种手法是应对所有孩子的，但是它已经是相对大众化的手法了。孩子正处于木气时代，正是需要良田沃土的时候，这个手法组合更显得难能可贵。

在老师三元医学思想的大格局思维影响之下，在对人体气机运行左升右降的感悟中，我研究出了被多位妈妈热捧的手法，即宋氏自然手法之一——咳喘手法。人体气机运行的方向是左升右降，它是人体圆运动的总方向，就像太阳东升西落一样。宋氏儿推穴位和手太阴肺经的太渊穴、尺泽穴相结合，再加上隔衣顺时针搓后背整个大椎区的双肺腧、双定喘、身柱穴、双风门穴，治好了很多咳喘的孩子，而且无次数要求，行之有效（书中自有详解）。

特别注意：

本章中为广大父母增加了可以直接观看的视频。请扫描右边二维码，关注微信公众号“磨铁图书”，回复关键词，观看视频。

第一节

推拿手法

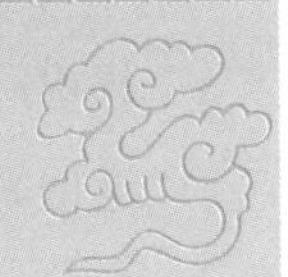

小儿推拿是通过刺激孩子穴位来激发经络之气，从而提振全身正气，起到调理保健作用的，是中医外治法的一部分，更是党和政府所提倡的中医实用技能之一，也是我们老百姓耳熟能详的绿色疗法。之所以说它是绿色疗法，是因为它没有任何的毒副作用，不像口服的药物，比如苦寒的药物会伤胃，而它不入口，所以没有这方面的副作用。如今很多大学都有针灸推拿系甚至是针灸推拿学院。以美国和法国为代表的西方国家，不仅承认针灸和经络，而且热衷于对经络和穴位的研究。

小儿推拿主要是通过穴位来刺激经络。推拿的介质是滑石粉、痱子粉、爽身粉等，都是非常适用于婴幼儿及小儿皮肤的。

由小儿推拿到宋氏儿推有这么一个小故事。2013年底的一个晚上，我因口渴，后半夜1点多起来喝水，发现QQ群弹出一条信息，一位妈妈问："有人吗？"

我说："有。"

我问她："怎么还没休息？"

她说：“刚给孩子推拿完。”

我说：“你怎么半夜起来推拿呢？”

这位妈妈说：“我从11点孩子睡着了开始推的，一直推到现在。”

我说：“谁给你开的方子啊？怎么推这么长时间？”

妈妈回复了一个字：“您！”

我当时很尴尬地说：“你把方子传过来。”这位妈妈说：“我白天上班，只能把白天推拿的方子和睡后调理的方子合并在一起做。”我把方子算了一下，推拿时间确实需要整整150分钟。然后我跟这位妈妈说：“您去休息吧！”结果我失眠了。

一直到早上5点，我才睡下。这期间，我首先考虑的是，这也就是亲妈吧，而且是一位身体很好的亲妈，才会一口气推拿两个半小时并且没有累坏。如果不改进手法，小儿推拿对于那些气血不足、阴虚火旺、肝郁气滞等身体处于亚健康状态的妈妈来说，简直是“要命”。小儿推拿必须接地气、实用，必须简便、易懂，因为我面对的都是没有任何中

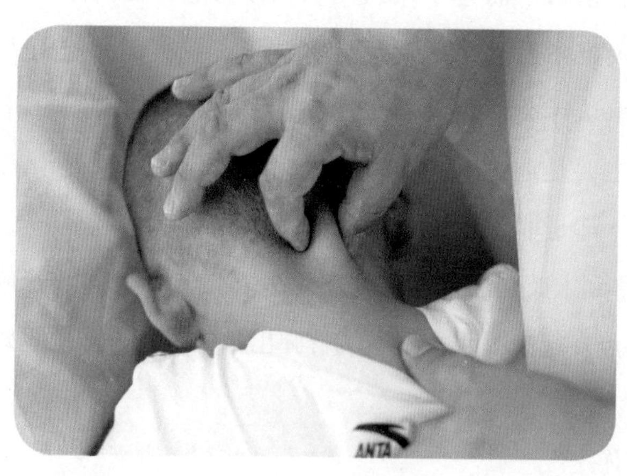

医基础的妈妈。从此以后，我一直致力于手法的精进，从以前的每个穴位推10分钟、15分钟、20分钟缩短到现在的1分钟、3分钟、5分钟，最多10分钟；对每个穴位的拿法也相应做了改进，把以前的“二指禅”转变成了“四指禅”以及通贯掌。一直到今天，我都特别感激那天晚上的那位妈妈。

脾经

回复关键词“脾经”看视频

脾经是小儿健康调理中的大穴、要穴。宋氏儿推以调理脾胃、固护脾胃为中心，所以脾经被排在宋氏儿推穴位的第一位。

清补脾即健脾。从中医角度来说，脾胃以通为补，所以和我们经常见到的各种健脾胃的药，以及不常见的补脾胃的药一样，清补脾被广泛地应用。而清脾不经常用，因为胃主降、脾主升。故而在宋氏儿推里没有单独的清脾。补脾手法功效相当于中药里的党参、山药、白术等，也相当于中成药里的补中益气丸的功效。

1 位置

在大拇指远节指骨，90度弯曲，桡侧面。

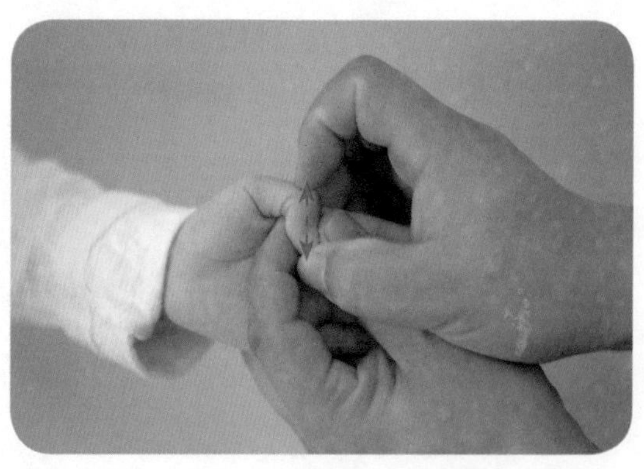

2 拿法

将您的大拇指放在宝贝大拇指的指甲处，食指放在宝贝大拇指指腹处，如此捏住宝贝的大拇指，同时您的小指、无名指和中指垫着宝贝的手背，将宝贝的手牢牢地贴在手掌上（左手拿左手，右手拿右手）。

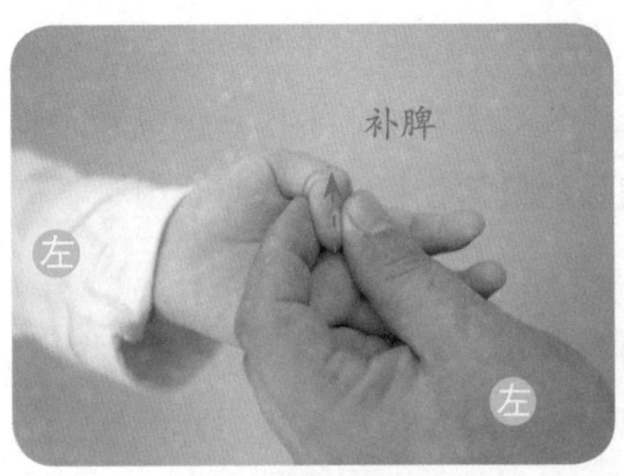

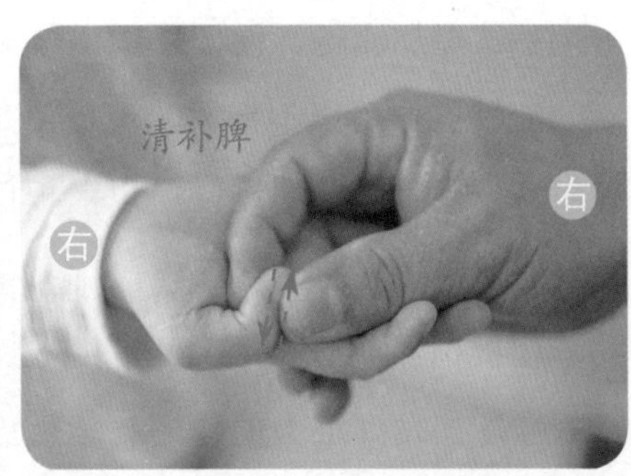

3 推法

用您的另一只手，除大拇指以外的四个指腹逆着指尖的方向轻推即为补脾；来回推即为清补脾，也叫健脾。

4 可以用于成人的手法组合

小儿推拿手法亦适用于成人，对成人的慢性痔疮和脏器下垂疗效显著。

如补脾30分钟、顺八卦30分钟、补大肠30分钟。本手法组合只适用于慢性痔疮，对于急性痔疮没有任何作用。

以上穴位组合的时间各5分钟，可以用于孩子的脱肛。

清板门

宋氏儿推把胃经定在板门穴中，因为板门穴包括胃经的功能，而胃经不能涵盖板门穴的功能。二者均为清法，故而合二为一，效果更加突出，手法更加流畅，便于妈妈们居家推拿。

清板门作用虽不强大，但板门是中焦之主通道。宋氏儿推讲究先后有序、一以贯之的原则，所以清板门、运板门在很多手法组合中是不可或缺的，因为它承上启下。

运板门不仅仅可以运化胃中之食物，更重要的是能够对治疗咳嗽和咽喉疼痛发挥很大的作用。运板门实际上就是按揉手太阴肺经的鱼际穴，鱼际穴为手太阴肺经的荥穴。

1 位置

从腕横纹大鱼际到大拇指近端指节与远端指节相接的横纹处。

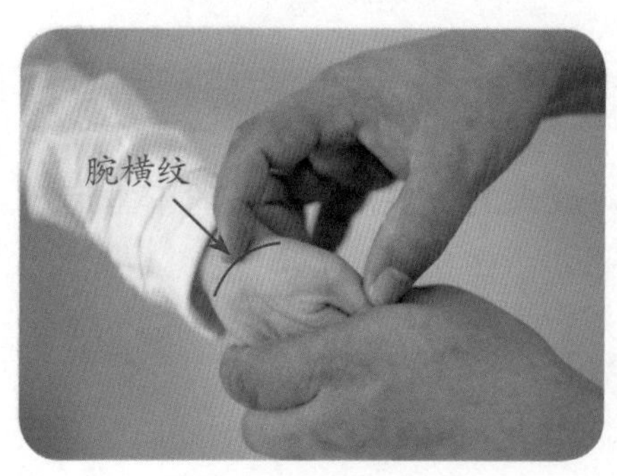

清板门

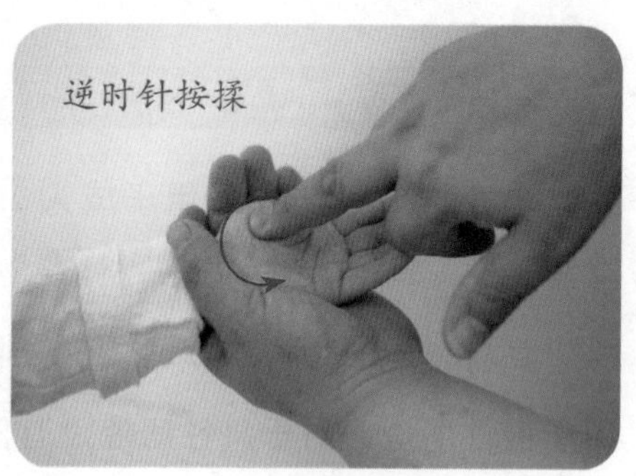

运板门

2 拿法

清板门：右手抓住脾经和宝贝的手掌（清板门左手拿左手，右手拿右手）。

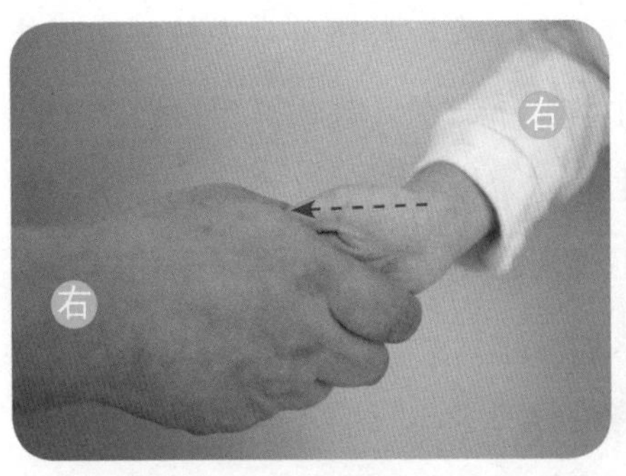

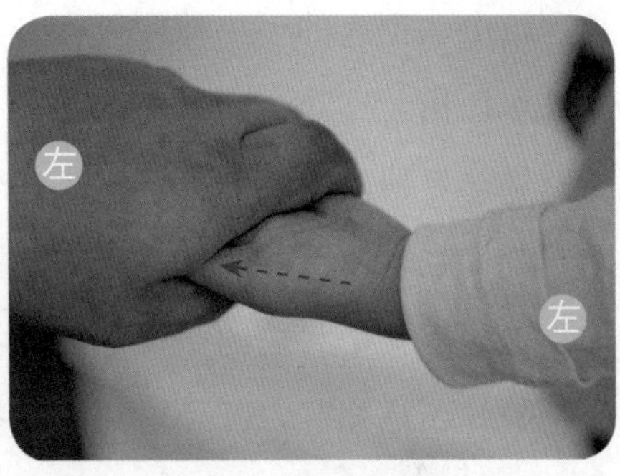

运板门：左手放在宝贝的手掌和手腕处（运板门则左手拿左右手）。

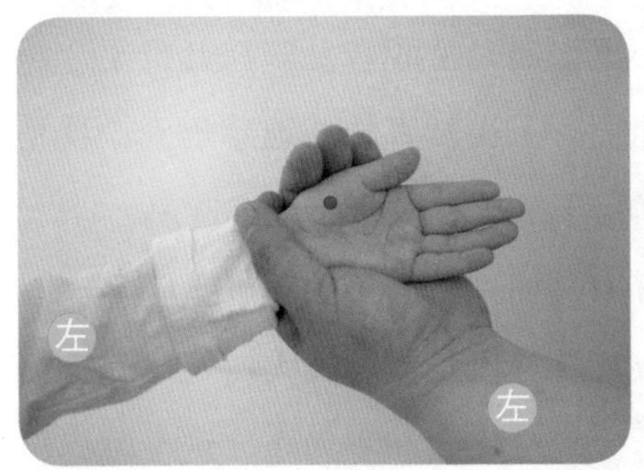

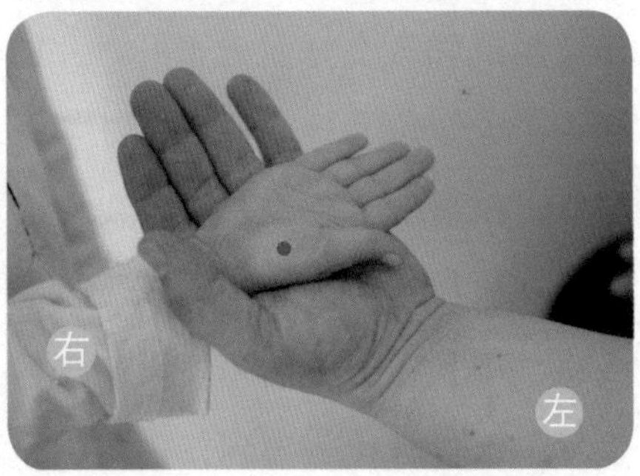

3 推法

从腕横纹外顺着指尖方向离心推为清板门，逆时针按揉大鱼际的正中点为运板门。

肝经

回复关键词“肝经”看视频

宋氏儿推之所以没有补肝，也没有单独的平肝，是因为在宋氏家传理论中，把人的一生按照五行分为五个时代，人在羊水中从胚胎形成到破水而出，即进入了人生的第一个时代——木气时代。木气时代的孩子就像一年四季中的春天，生长、生发之力极强，但又稚嫩、稚阴、稚阳，就像刚刚萌芽的草木，既需要阳光雨露，更需要辛勤园丁的精心呵护。这园丁就是我们的父母。所以我们要记住，肝在五行之中属木，不管是平肝还是补肝，都是对这棵小树苗的伤害！我们之所以把孩子养得脾气暴躁、不长肉、不长个儿、疾病频发，就是因为我们无限放大了园丁的作用，剥夺了孩子自由享受阳光雨露的权利。每每听到家长因为孩子哭闹或脾气不好而去平肝，我的心就很痛！从我普及宋氏儿推至今，纠正了无数位家长的错误手法。在他们身上也真真切切地感悟到：越是平肝，孩子情绪越差，所以我们很重视孩子身心情绪的健康调理。

在宋氏家传理论中，孩子处于肝木时期，所需要的莫过于脾土，因为树是生长在土中的，没有肥沃的土壤就难以长成参天大树，成就栋梁之材。木气时代一直到18周岁为止；火气时代到36岁为止，这个时代火气很重，“愤青”很多，所以被称为火气时代；36岁到54岁为人生中的土气时代，很多人在这个阶段都会有所建树、有所发展；54岁到72岁为人生的金气时代，虽然这个时代是很多人的收获时代，但金气是不利于木气生长、生发的，五行之中，只有木具有生命意义，所以在这个阶段故去的人较多；72岁以上，为水气时代，谁改变得性格如水，谁就更长寿。

从立夏到处暑，凡清肺必平肝。这是因为每年这个时段，树木枝叶繁茂甚至疯长，平抑其过度生长是符合自然规律的，而人的小宇宙必须遵从于大宇宙的自然规律。

1 位置

食指掌面。

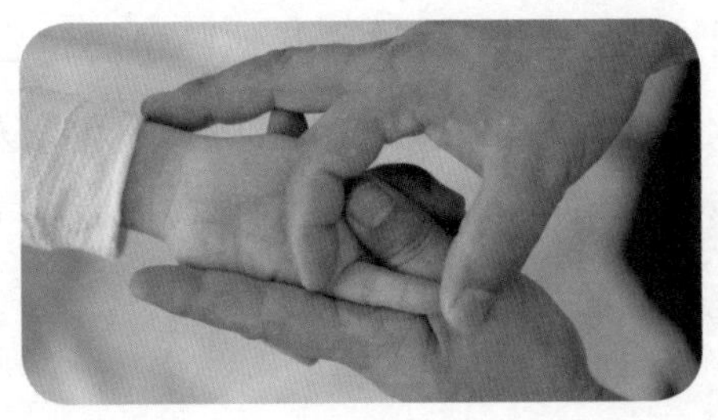

2 拿法

左手八字手势拿住宝贝的右手，宝贝的中指、无名指和小指在下，食指在拇指上。

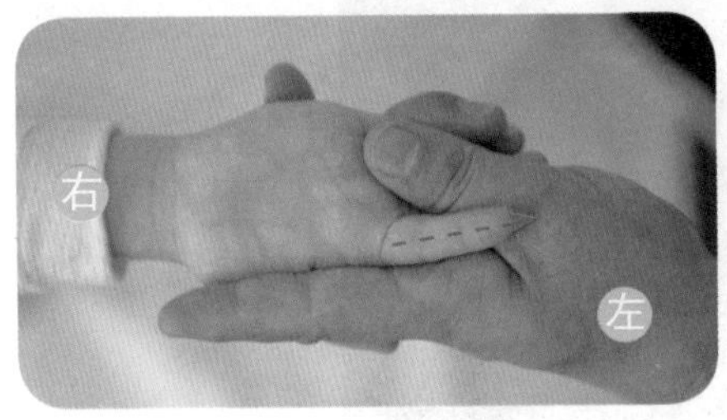

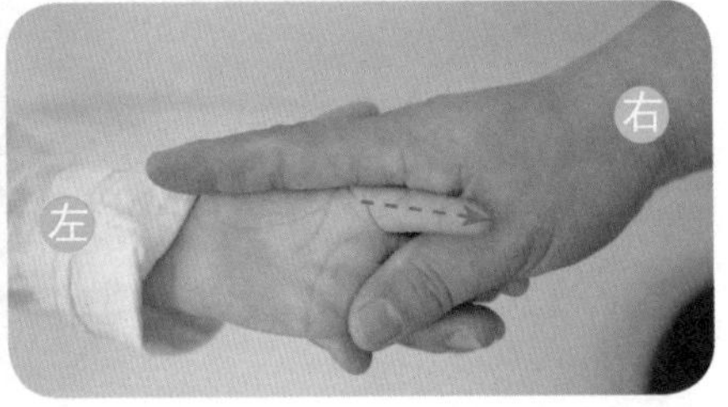

3 推法

离心推即是平肝，没有补肝一说。

肺经

回复关键词"肺经"看视频

宋氏儿推没有补肺一说，一般用清补脾来代替补肺，这叫培土生金法。肺主降，肺位于三焦之顶部，所以物极必反，只降不升，升则极易上火。对于补肺的做法我不反对、不评论，但在宋氏小儿推拿里没有补肺。

肺就像一把伞，更像一个屋顶，其他脏器均在它的下面，谁上火都会造成肺中有火，《黄帝内经》中"五脏六腑皆令人咳"就是这个意思。肺中有邪必咳之，更况乎火邪！清肺虽没有咳喘手法作用之强大，但在宋氏儿推调理咳嗽的处方中是不可或缺的。

1 位置

无名指掌面。

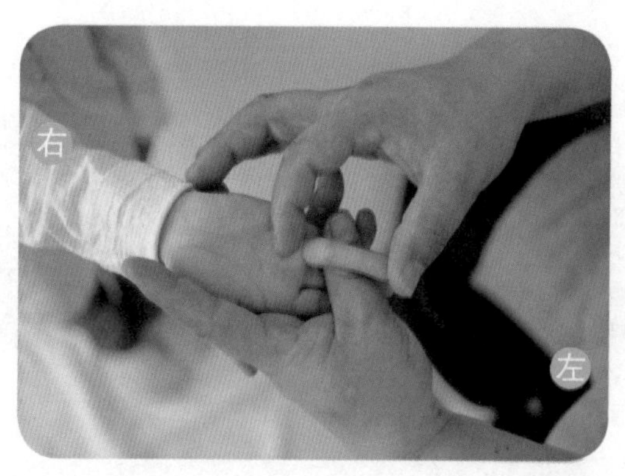

2 拿法

左手八字手势拿住宝贝的右手，宝贝的食指、中指和小指在下，无名指在拇指上（左手拿右手，右手拿左手）。

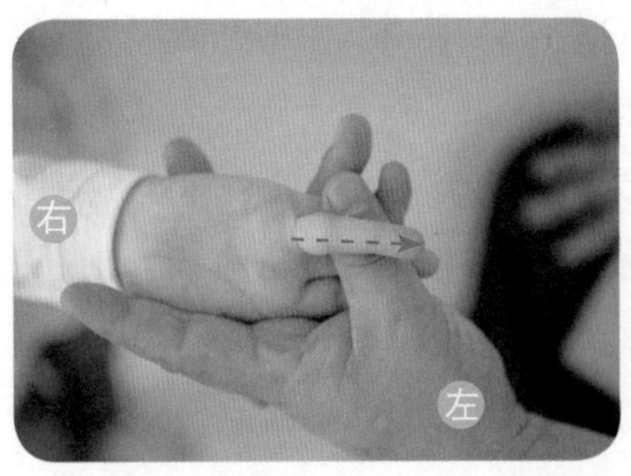

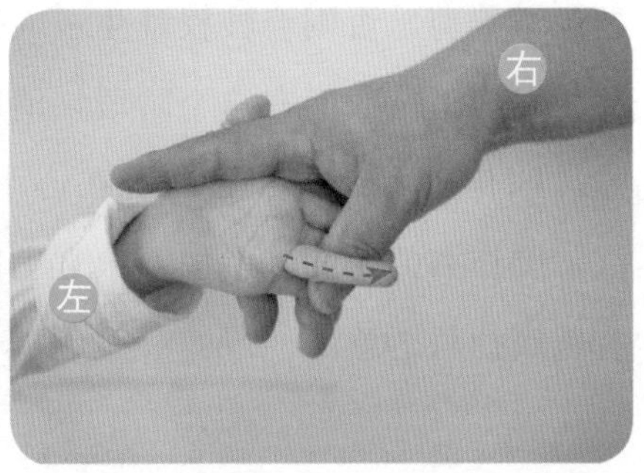

3 推法

顺着指尖的方向推拿即为离心推，逆着指尖的方向为向心推。

4 肺与季节

肺喜润而恶燥。秋天凉燥，冬天寒燥。秋季为凉燥之气主治，故而流鼻涕、咳嗽的孩子逐渐增多。到了冬天，天气更加寒燥，再加上空调和暖气的普及，使得室内外温差加大，而肺又主皮毛，所以孩子对温差的适应能力远远不及成人。故而冬季更是孩子感冒、咳嗽、发烧多发的季节。在这样的季节里，除了用宋氏儿推的穴位组合来调理孩子外，还可以加上行之有效的食疗，比如秋燥银耳羹和蔬菜面汤。宋氏儿推最大的特色就是儿推手法组合加食疗。很多妈妈都说，听了承修先生的课后，厨艺大长。

平肝清肺

回复关键词“平肝清肺”看视频

从立夏到处暑，这个时段万物以荣、繁茂过度，自然界的树木都要经常修剪，否则会枝杈乱生。人体也一样，随着气温的升高，木气往往生发太过，故而在这个阶段，清肺必加平肝。医学上有一个形象的比喻，叫作“木火刑金”：肝在心下为木，心为火，木旺火亦旺；心即火，肺在心的两侧，就像篝火之上的烤全羊。所以此时清肺必加平肝，有釜底抽薪之意。

1 位置

无名指和食指掌面。

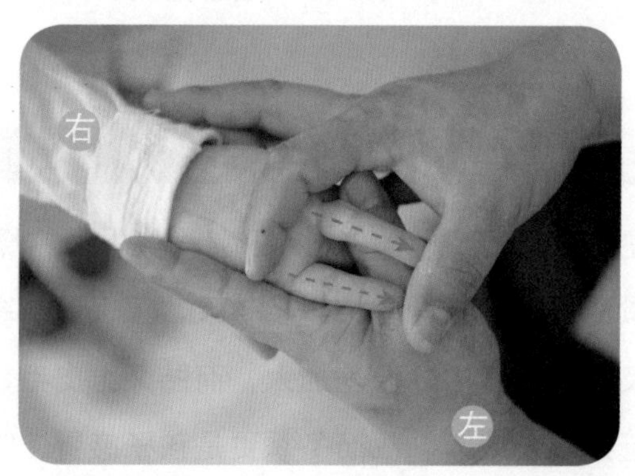

2 拿法

左手八字手势拿住宝贝的右手，宝贝的中指和小指在下，食指和无名指在拇指上（左手拿右手，右手拿左手）。

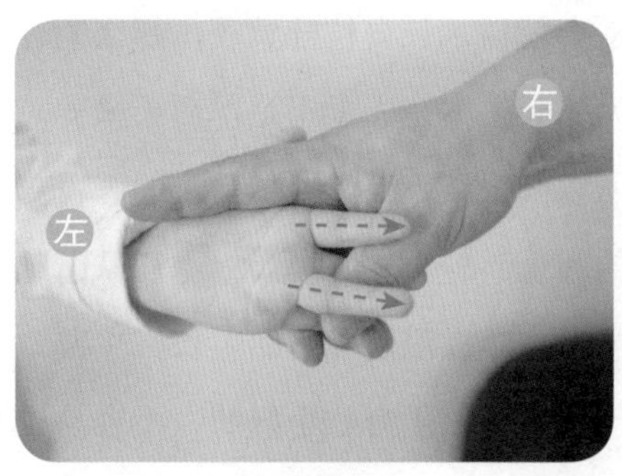

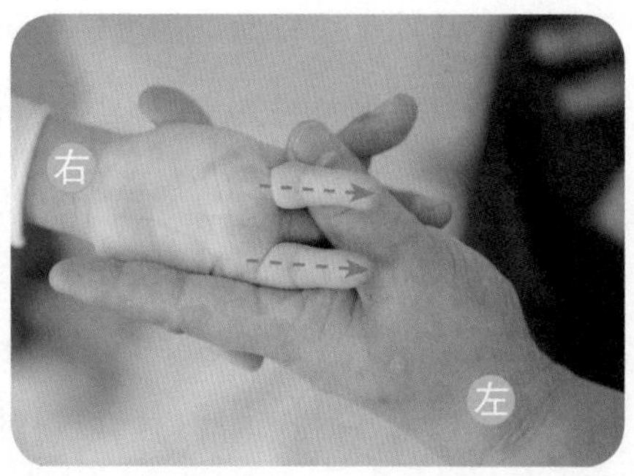

3 推法

指根向指尖方向推（即为离心推）。

4 平肝

再强调一遍，宋氏儿推手法从不单独平肝。对于那些脾气不好、晚上睡觉翻来覆去的孩子若是用上平肝手法，不是无效，就是加重症状，确实印证了孩子处于“肝木时期”，像一棵小树苗一样。在中医五行辨证中肝属木，成人用上平肝手法无妨，因为成人已树大成材、根深蒂固，而孩子还是一棵幼小稚嫩的树苗，不可乱用。

肾经

回复关键词“肾经”看视频

肾经为第一大保健穴位，它是孩子木气时代脾土之外的第二大主要元素。肥沃的土壤里面，加上适当的水会使树木长得枝叶繁茂，那么为什么我们不以调理肾经为主呢？因为肾为先天之本，先天不足，后天来养，意味着什么？先天者肾、后天者脾，所以归根结底还是要把后天的脾胃养好。没有一个好的脾土就没有一个好的肺金。肺一主呼吸，二主皮肤。肺金经常闹问题，肾水何以生？肾水不能生，难以滋润肝木的生长、生发。所以孩子在木气时代调脾胃，以使肺气足，让孩子有一个好的、不容易过敏的皮肤，一个不怎么爱流鼻涕的、不经常咳嗽的呼吸系统，才能保证孩子的肾水足，肾水足方可以滋水涵木，才更有利于孩子这棵正在生长的小树。所以脾胃是宋氏儿推里的第一调理大穴，补肾补气益脑，纳气定喘，能治一切不足病。

1 位置

小指指面。

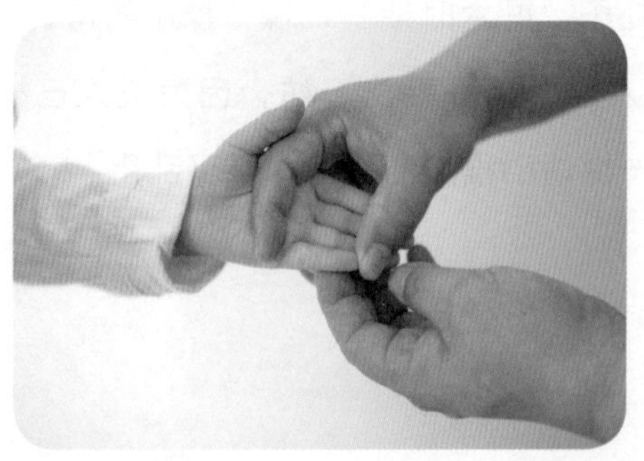

2 拿法

拿法一：垫贴捏手法（专门用于睡后的手法）。

左手中指垫在宝贝的小指下，食指贴在小指的尺侧，大拇指捏住小指最远端的外侧（左手拿右手，右手拿左手）。

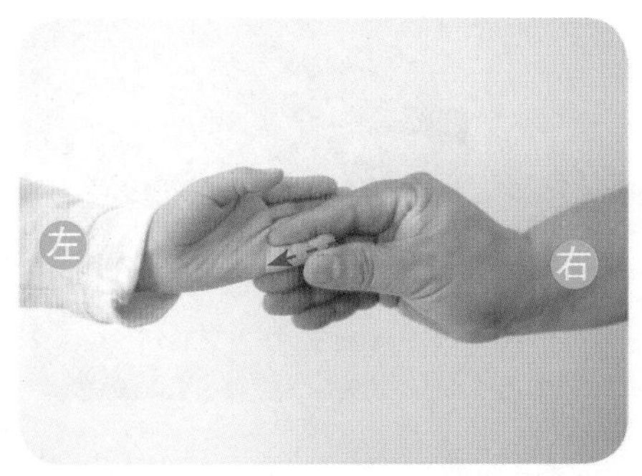

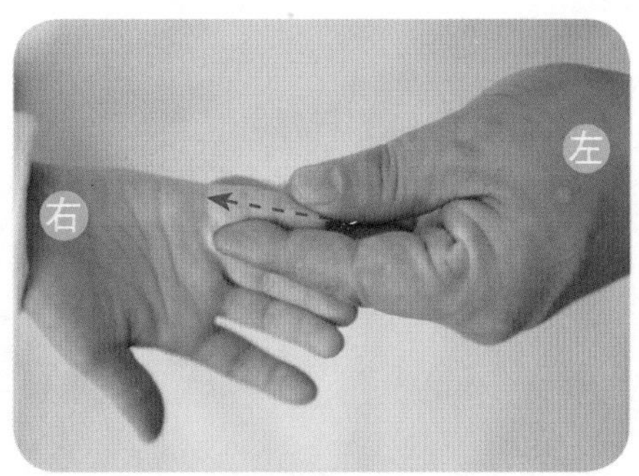

拿法二：醒来和睡后都可以做的手法。

把宝贝的小指用大拇指和食指夹在虎口中，用食指、中指、无名指和小指握住孩子的其他手指（左手拿右手，右手拿左手）。

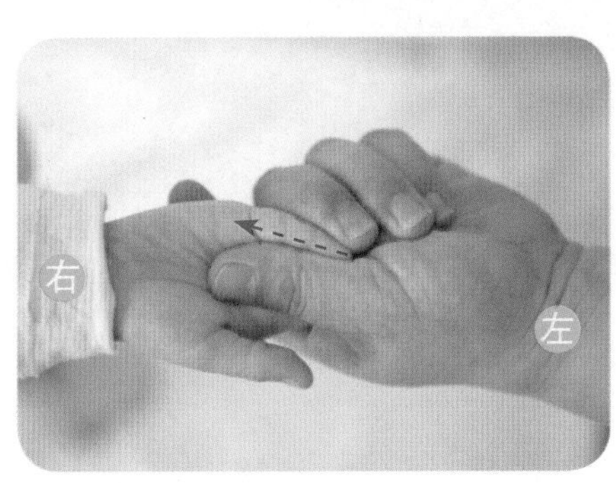

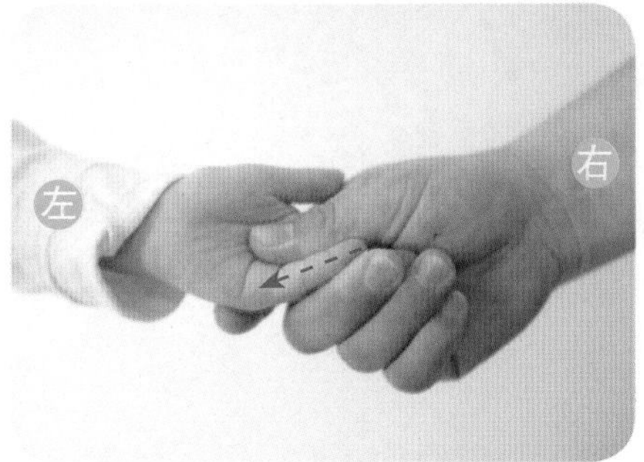

拿法三：把孩子的其他手指握住，小指与我们的大拇指平齐（左手拿左手，右手拿右手）。

因孩子小指太小，故提供三种拿法。这三种拿法效果一样，选择一种顺手的拿法即可。

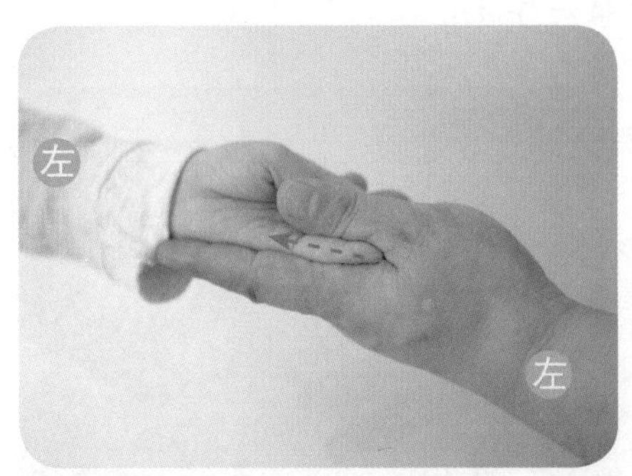

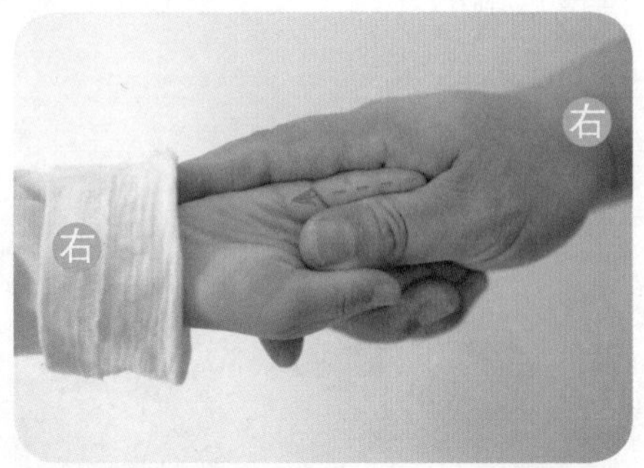

3 推法

向心推为补肾。

小天心

回复关键词“小天心”看视频

小天心主要治疗惊风、癫痫、视物不明、目赤肿痛、干涩、泪多或者无泪、疹痘欲出不透，具有通窍散郁、安神镇惊、清热明目、止咳利尿等作用。它是一切眼病的主穴。宋氏儿推讲究“轻快有力、平稳着实、轻而不浮”，不过小天心因其自身的特性，使用力度要根据不同的场合去变化。

轻按小天心的力度，应保证孩子睡后不会醒；中按小天心的力度比轻按要大；重按小天心需两拇指叠加并用尽全身的力气逆时针按揉；猛击小天心为千钧一发之际瞬间重捣！不同的症状需要不同的力度，宋氏儿推把小天心的推法发展到了新高度。

为了让妈妈们更容易明白小天心的作用，我把小天心做了通俗化的讲解。实际上从中医和手八卦的角度来说，小天心就是坎宫的位置，坎宫属水；从八卦医学角度来说，坎宫即为肾水之宫。但是小天心的实际作用和肾水是有本质区别的：肾水相当于水库，而小天心相当于水泵、消防栓；按揉小天心相当于开启消防栓，把水输送到“火场”（比如发烧时的大脑、身上长疙瘩时的疙瘩，再通俗一点就是什么地方有炎症，什么地方就是火场）。所以，隔三岔五地做一做小天心是很好的，因为它可以给肾水这一“水库”储备水，除了满足孩子平时所需外，更是为了病时轻按小天心、中按小天心、重按小天心和猛击小天心时能有充足的水供应。因为在重按小天心和猛击小天心时，是要在一秒到十几秒的时间里，把肾水供应至大脑，从而缓解或解除惊厥休克。从中医学的角度来说，肾生髓通于脑，当惊厥休克之时，肾气不能鼓荡肾水上达于脑髓，故而通过重按小天心、猛击小天心把肾水送达。

细讲重按小天心：

例如，宝贝每每发烧到39℃就惊厥抽搐，在这种情况下，我们在不到39℃时即重按小天心，一直按，那么只要这次39℃没惊厥，下次39℃时就没事了！而要想让宝贝彻底转好，最好连续三次高烧都采取此方法，孩子高烧惊厥方能彻底康复，此为真真切切的纯绿色自然疗法。我从2013年以来，用心陪伴过众多的家长经历上述令人窒息的恐惧过程，其中也包括不发烧惊厥抽搐的宝贝。

1 位置

大小鱼际之间，腕横纹向指尖方向一横指。

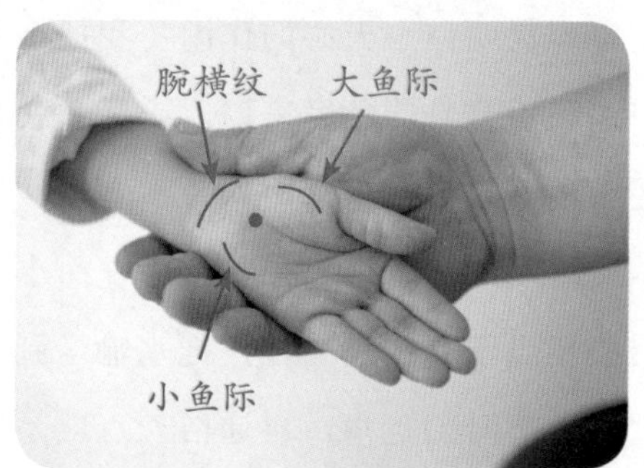

2 拿法

左手托住宝贝手腕（左手拿左右手）。

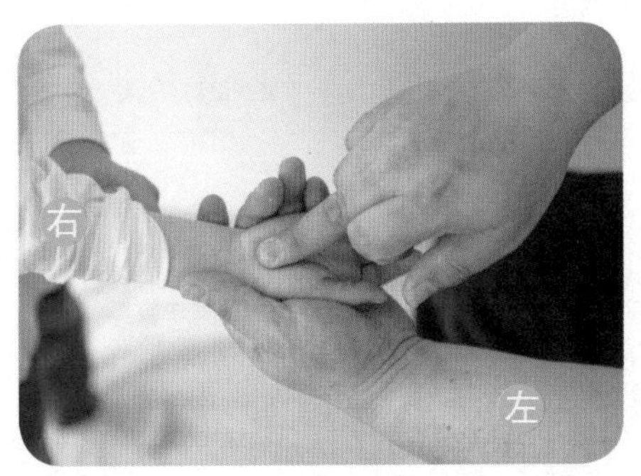

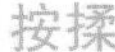
按揉

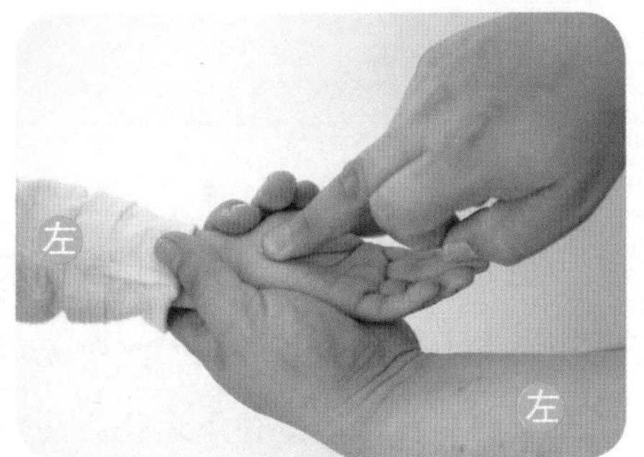

按揉

3 推法

轻按小天心：逆时针按揉。

中按小天心：用力按揉。

重按小天心：两只手叠加在一起，用尽全身的力气按揉。

猛击小天心：右手中指在穴位上比画一下，直接猛击3~5下。

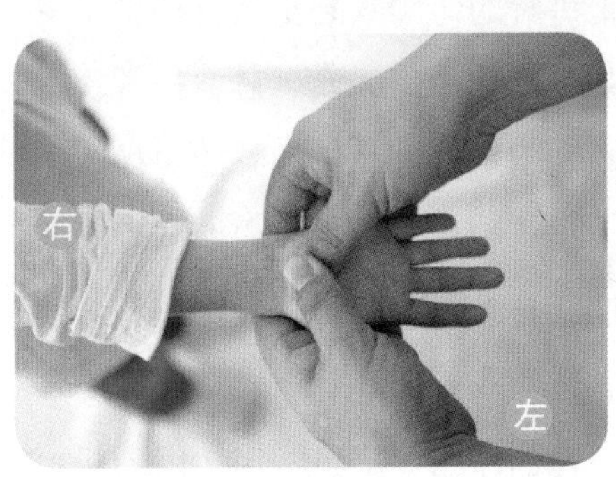

重按

八卦

回复关键词“八卦”看视频

逆八卦在宋氏儿推中被广泛地应用，因为它是上焦的最后一个穴位，就相当于上焦和中焦之间的一个关口，逆运八卦能够把心肺以及整个上焦所产生的病邪、痰湿往下运化。简单普及一下三焦的知识，中医把整个人的躯体内腔分为上、中、下三焦，即三段，上焦之主是心肺，中焦之主是脾胃，下焦之主谓之肾。逆八卦在宋氏儿推处方的排序上是在前几位的。在日常实践中，它排泄上焦邪气的作用十分强大，所以我把它的功效用“开胸顺痰”加以精准概括。

逆八卦：宽胸理气、消食化痰、降逆利膈、调和五脏，多用于痰多喉鸣、开胸顺痰。

顺八卦与补脾都是补益中气，呕吐者忌用。

以上是我的通俗教法，实际上比较刻板地解释逆八卦和顺八卦是从八卦医学的角度来讲解的。顺八卦是从乾经坎、艮、震、巽、离、坤到兑结束，逆八卦从坤开始经离、巽、震、艮、坎、乾到兑结束。因为大家对八卦陌生，不利于顺八卦和逆八卦的传播，所以我并没有用这些，只是告诉大家“大指、中指、小指方向做圆为顺八卦，小指、中指、大拇指方向做圆为逆八卦”。这样便于大家理解：大小有序即为顺，以小犯大即为逆。

顺八卦因其补益的作用并不经常用，因为从中医角度上说，一虚不受补，二补则滞。在宋氏儿推里，它与补脾、补大肠在一起，用于成人的脏器下垂，详见大肠经。

1 位置

手掌面。

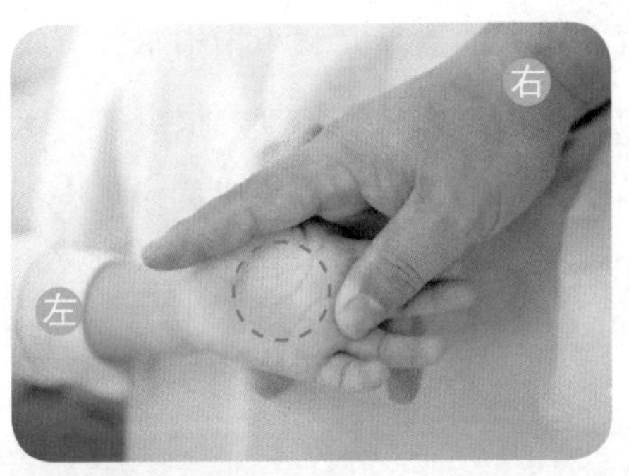

2 拿法

左手八字手势拿住宝贝的右手，食指放在宝贝拇指和大鱼际处，拇指放在中指指根离心位。

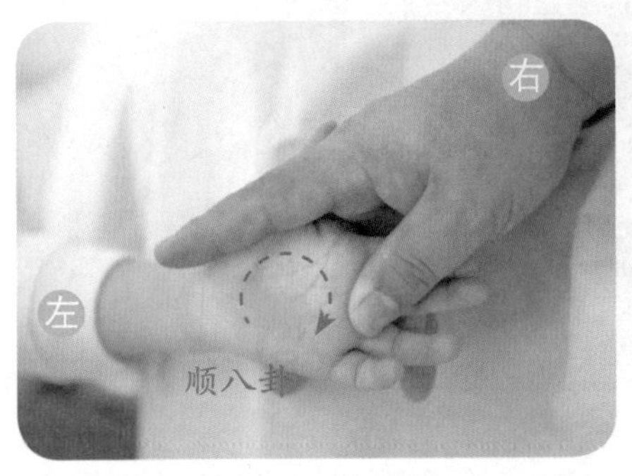

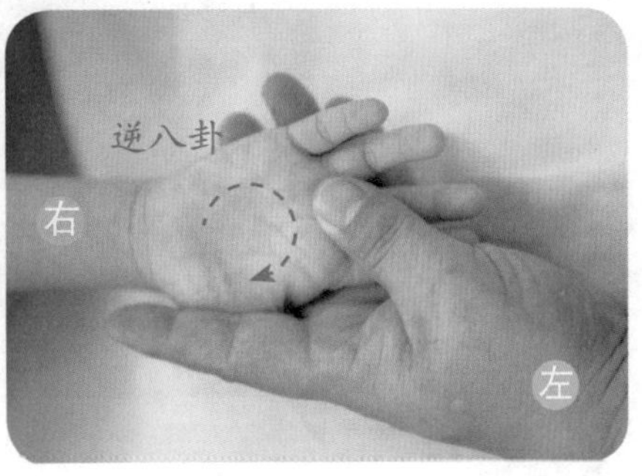

3 推法

顺八卦：大拇指、中指、小指方向做圆。

逆八卦：小指、中指、大拇指方向做圆。

小横纹

回复关键词"小横纹"看视频

小横纹的位置在成人的后溪穴和小指指掌关节纹外侧之间。小横纹在日常实践中会被单列出来做独穴独推，很少参与宋氏儿推的组方。它的主要功能就是用于治疗肺热、咳嗽、痰黄、咳痰不爽，还有孩子病时流口水。

1 位置

小指外侧最下面横纹以下，一个椭圆形的位置。

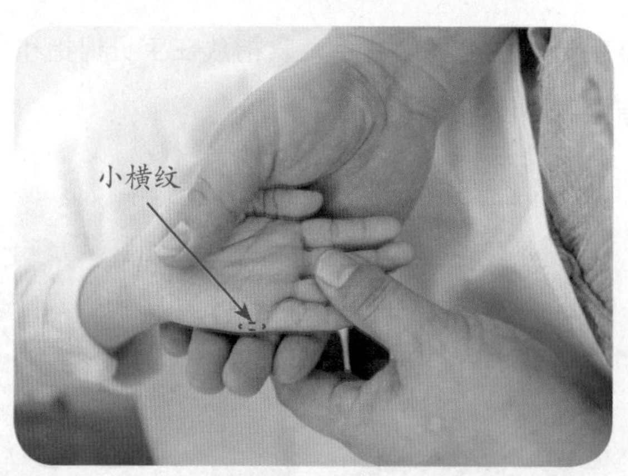

2 拿法

左手拿左右手。

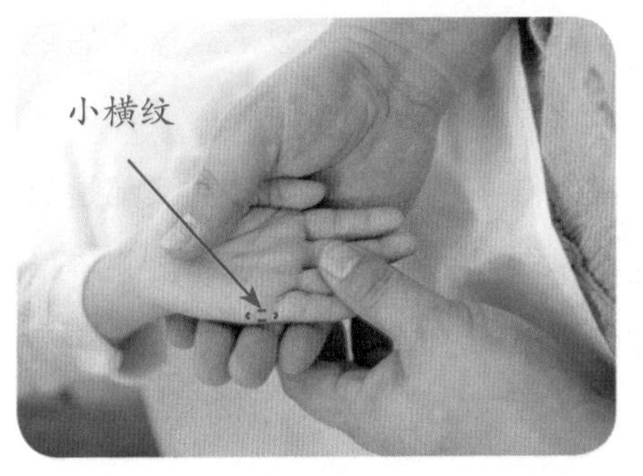

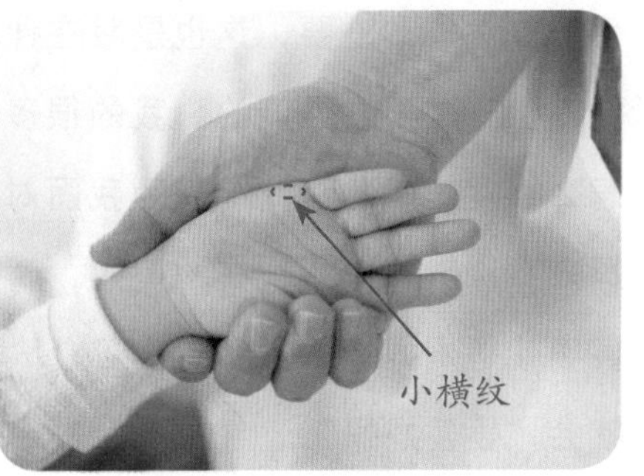

3 推法

逆时针按揉。

4 小横纹解释

小横纹位于手太阳小肠经上，而再往前一点点就是手太阳小肠经的腧穴——后溪穴。孩子很多的穴位和经络还不像成人那样发育完善，所以按揉小横纹和后溪穴有一定的联系，甚至有很多小儿推拿书上直接把后溪穴的位置定为小横纹的位置。

孩子的手特别小，所以在按揉小横纹的时候后溪穴必定也会被按揉到了。那么后溪穴到底有什么样的作用呢？首先是用于成人的落枕的治疗，手法就是按揉后溪穴；再者就是治疗咽喉肿痛。对于治疗咽喉肿痛这个方面来说同样适合于按揉小孩子的小横纹，它们有一定的异曲同工之处，而且对于盗汗、流口水都有一定的作用。

对于推小横纹穴位，要注意的是要把您的手垫好，垫不好就推不好，推不好就没什么效果，所以我们一定要高度重视这手怎么垫。那怎么垫呢？把您的一只手掌垫在孩子手掌下面，逆时针按揉小横纹。这个手法非常非常重要，这也是我在课上一再强调，手把手教了大家之后还要三番五次再去强调的。我的很多师兄、师姐总是这么说我："你讲课怎么婆婆妈妈的呢？"因为我面对的都是孩子的家长，大多数又都是妈妈来听课。那作为现在的妈妈，肯定膝下不是儿子就是姑娘，将来不是婆婆就是妈妈（岳母），为了让大家记得清楚、看得明白，所以我往往就会"婆婆妈妈"。

来回推四横纹

回复关键词“来回推四横纹”看视频

来回推四横纹因为其手法的改变不同于其他推四横纹，其本质上尤其是在实践中，它是一个温消的穴位，在宋氏儿推中经常用到。在做这个手法时，不管是对孩子还是对妈妈都是一种保健，可治鹅口疮、唇燥裂、口眼㖞斜、纳呆疳积、夜卧不宁等病证；可退脏腑之热，治腹痛、食欲不振、饮食多而杂的消化不良。于孩子而言，可以温暖孩子的脾胃，增强孩子胃肠的热量（动力），以达到消食除滞的目的；对于妈妈来说，又为自己做了清补脾（在宋氏儿推中，清补脾即健脾）。所以这是一个两全其美、不可多得的既能调理又能保健的穴位。

1 位置

四个指掌关节处。

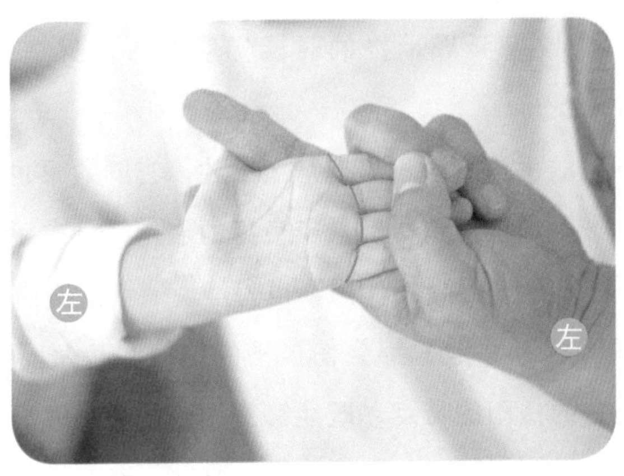

2 拿法

左手V字手势，左手的食指和中指放在孩子的手上作为支点，无名指和小指向下弯曲，可以防止手法过当，用大拇指桡侧（即脾经）的位置在孩子的四个指掌关节纹上来回推动。我把无名指和小指戏称为定海神针，左手拿孩子左、右手，右手推。拿孩子左手的时候一定要把孩子的大拇指别起来，右手不用。

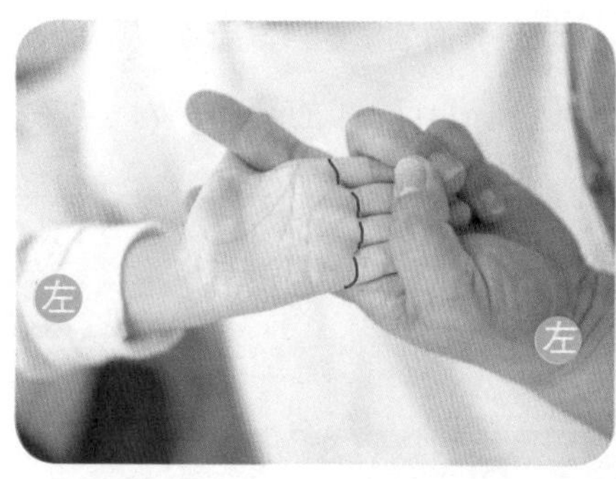

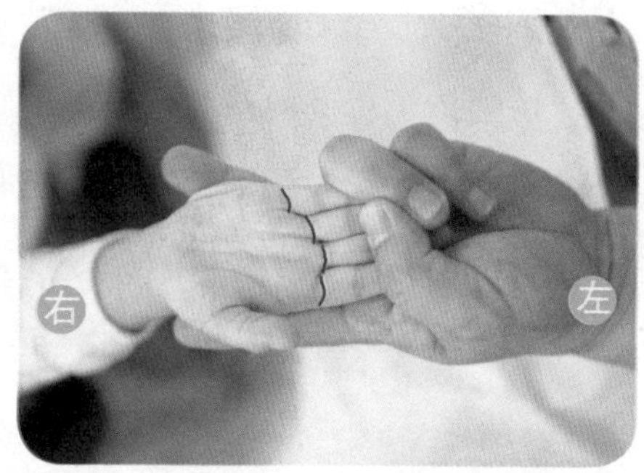

3 推法

来回推，穴位是弧形，推的时候幅度要大，保证每个手指都要搓到。

来回推四横纹手法的改进是非常突出的，它的效果也发生了变化，那就是温消。一般消食、消导都具有良降的作用，只有手法改进之后来回推四横纹，才能形成温消的作用，也就是说消食而不伤正气。

凉降、寒降以及寒泄，都会伤孩子的阳气和正气。温消，一个温字足以体现出它的扶阳的特点，既能够提振孩子的阳气又能帮助孩子消化，这是宋氏儿推把来回推四横纹升级的理由之一。

来回推四横纹有一个非常好的穴位搭配，那就是逆八卦3～5分钟，来回推四横纹5～10分钟，这样搭配可以在宋氏儿推的处方中单独使用，也可以融合在宋氏儿推的处方中。逆八卦针对的是上焦，它有开胸顺痰的作用，来回推四横纹针对的是中焦和下焦，所以逆八卦和来回推四横纹的组合等于对孩子上、中、下三焦起到一个很好的疏通作用，降低孩子积食的概率。

天河水

回复关键词“天河水”看视频

小清天河水每每被我委以重任，不论是在湿疹的调理方面，还是在不足之病、过早发育的调理方面，或是川崎病、心肌缺损、心肌酶居高不下、脑瘫、抽动症的调理方面以及儿童假性近视、学生用眼过度的调理方面，都有着卓著的成效。

我在普及儿推以来最忧心的就是身心和情绪的呵护问题，因为现在很多家长心肾不交、火性炎上、脾气不好、失眠多梦，从而也影响了呵护在他们怀中的宝贝的情绪。所以在学习《易经》的过程中，我很兴奋，因为从中找到了可以克服当下心肾不交（即水火不能既济）的既济卦——既济卦即水火既济，也就是心肾相交的卦象，从而在儿推方面形成了这个能够促进孩子心肾相交、水火既济的穴位组合——小清天河水10分钟、补肾10分钟。具体来说，一岁以内每天做一次，一到两岁每天两次，两到三岁每天三次，三岁以上每天三到五次。

上述所有情况的调理均以它为主方，不需辨证，再配以其他穴位。其他穴位是需要宋氏五脏辨证之后才可以匹配的，而宋氏五脏辨证只有我和我的精英学员能够熟练掌握。有以上情况的可以以一个月为疗程，均会有惊喜，更况乎加上配穴的整体方案。

小清天河水在我这儿就两个字——静心。

除此之外，还有大清天河水：左右手各10分钟，用于有汗发烧38.5℃左右的退烧。如果单侧推，5～15分钟，具备清热解毒药物的作用，但完全没有清热解毒药物的副作用，因为宋氏儿推是通过刺激经络而达到调病目的的。5～10分钟的概念即5分钟相当于健儿清解液的作用，10分钟相当于双黄连口服液或金银花颗粒的作用，以此类推。

打马过天河左右各10分钟，对于39℃左右的有汗发烧有很好的退烧作用。

1 位置

前臂掌侧，从腕横纹外到肘横纹外。

2 拿法

抓住宝贝的手腕处，使手肘部分伸直。

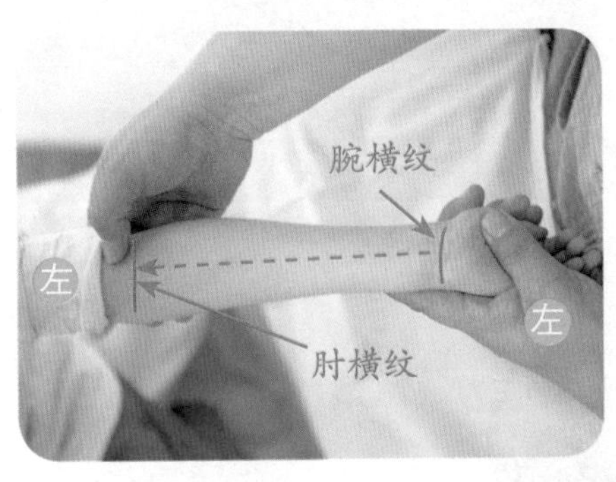

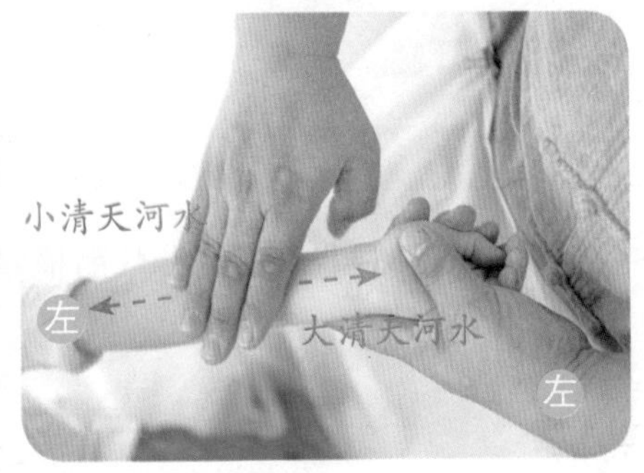

3 推法

离心推为大清，向心推为小清，离心蘸水拍三下为打马过天河。

大清和小清不怕轻快柔和，手法要平稳、着实、轻而快、轻而不浮。小清从腕横纹下开始，到肘横纹上结束；大清从肘横纹上开始，到腕横纹下结束；打马过天河一定要手法重。

推六腑

回复关键词“推六腑”看视频

推六腑性寒凉、清实热，能退高烧、降热痰，治便秘、痢疾、温病等一切热证。推六腑具有与大黄、石膏一样的作用，但没有大黄、石膏的副作用。

推六腑左右手各10分钟，用于有汗发烧39℃以上退烧，也用于积食退烧。用于积食退烧时，不管体温多高，只要是积食发烧均可退之。推六腑拥有大清天河水5～10分钟的全部作用，它的时间是3～10分钟。推六腑和大清天河水相辅为用，大清在前，推六腑在后，膊阳池断后，不怕清得重，就怕没用膊阳池。膊阳池妙用见下文分晓。

1 位置

前臂尺侧（小指一侧）从肘横纹外开始到腕横纹外结束。

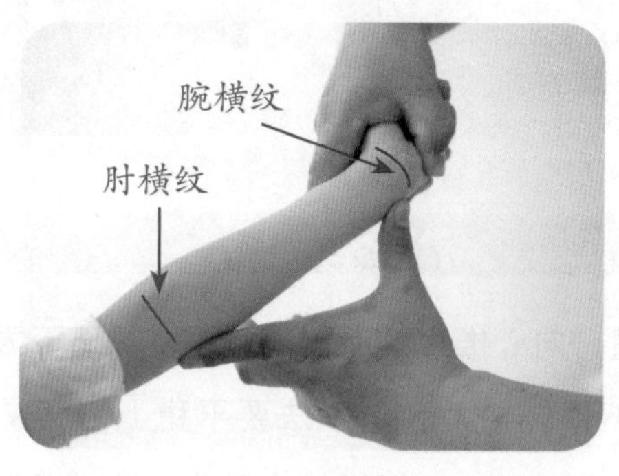

2 拿法

左手握住宝贝的手，将手腕轻轻往上弯曲（左手拿右手）。

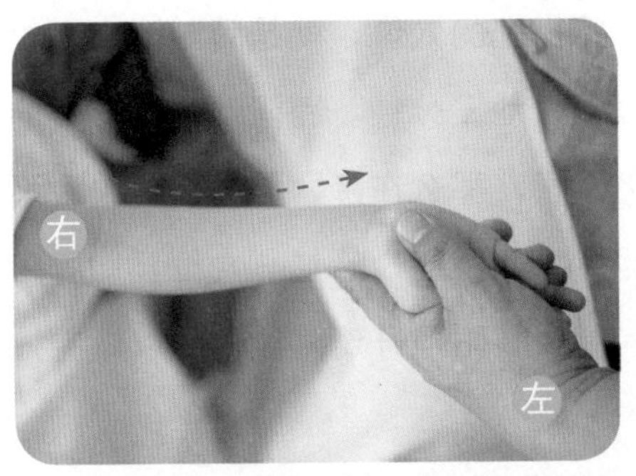

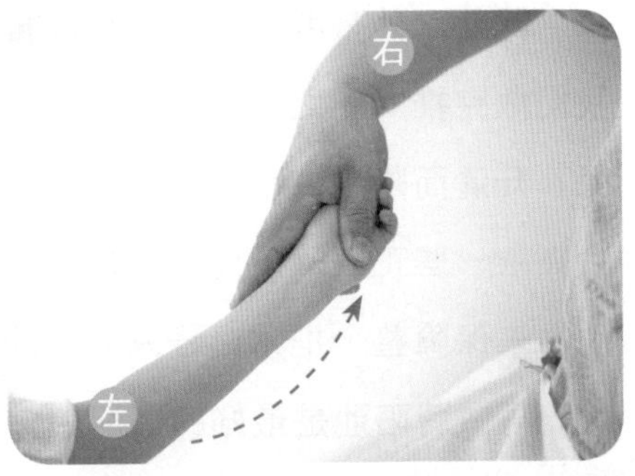

3 推法

四指分开，轻轻掠过皮肤表面。

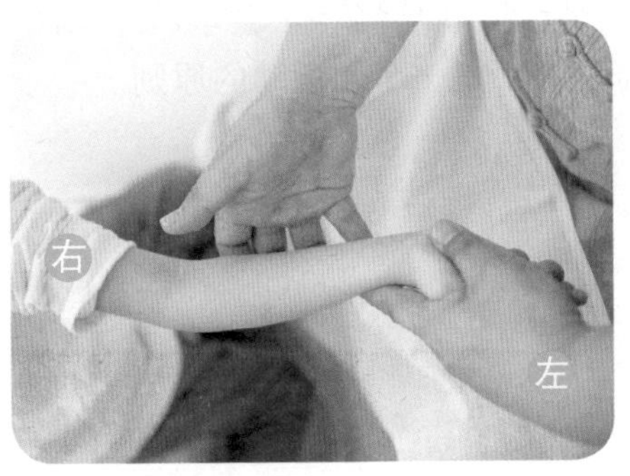

首先说一个手法的基本原则，即补与泄的区别：轻为补，重为泄。我们宋氏儿推推六腑所用的手法力道是极轻的，很多家长对推六腑畏惧感很强，认为这是泄的、寒的，其实不然。

推六腑在孩子需要保健、调理的时候，是优选的穴位之一，它能起到很好的调理保健作用。为了更好地发挥推六腑的作用，我们的手法会变得越来越轻，这样就减弱了推六腑让大家有所担心的那些问题。要相信，宋氏小儿推拿里改善后的推六腑基本上是不会给孩子造成寒凉之药的副作用的。

除此之外，我们还有一个和推六腑搭配的穴位，就是膊阳池。一般我们做完推六腑之后，最后都会加上膊阳池三分钟。膊阳池是干什么的呢？升清而降浊。推六腑是降六腑之邪气，那么在降六腑的邪气中会不会夹杂一些正气，从而被一起泄了呢？为此我们最后加一穴位，即膊阳池，来保障整个推拿过程只为泄浊。因为膊阳池升清降浊，所以做完推六腑再做膊阳池是最好的搭配。

推六腑的穴对（穴位组对）是逆八卦、推六腑，还有一个是清板门清脾、推六腑。逆八卦、推六腑的作用程度是在逆八卦、来回推四横纹之上的，清板门清脾、推六腑的程度是在逆八卦、推六腑之上的，那么最后一个穴位必须加上膊阳池3分钟，确保只降浊而不伤正。这恰恰体现出宋氏儿推每张处方都是一个圆运动的原则。

清板门清脾

回复关键词“清板门清脾”看视频

宋氏儿推中没有单独讲胃，板门即代表广义的胃。胃主降浊、脾主升清，清板门清脾一般不用，只有在孩子明确积食之时，才会使用。咳喘手法中提及的补脾补板门和清板门清脾，只是用了小儿推拿的名称，它的作用机制是中医气机运行的核心理念——左升右降。它是宋氏自然疗法之一，完全不在小儿推拿之列，详见下文分解。

1 位置

大鱼际到拇指桡侧。

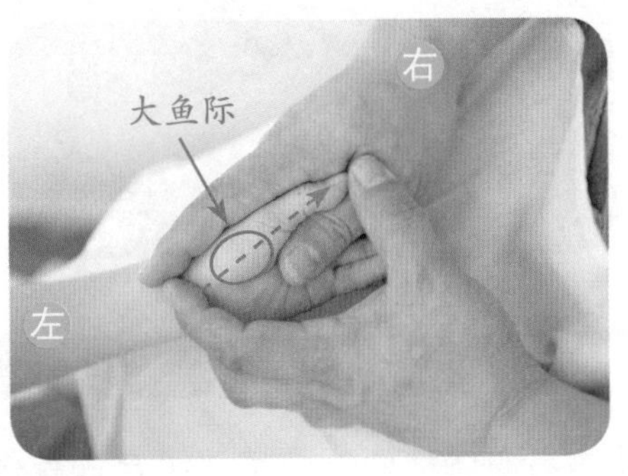

2 拿法

左手拇指和食指拿着宝贝的右手，将宝贝的拇指放在虎口处固定好（右手拿左手，左手拿右手）。

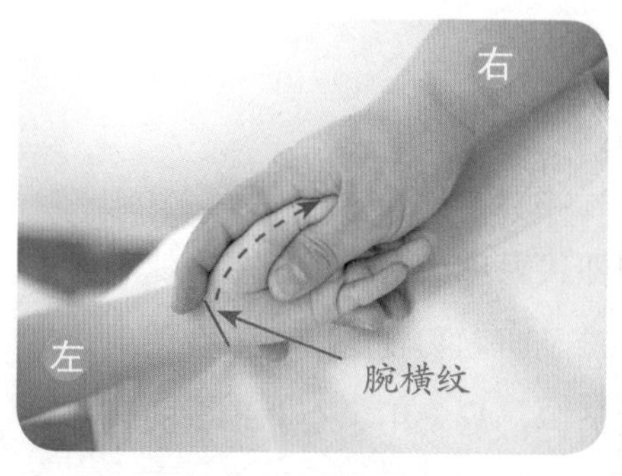

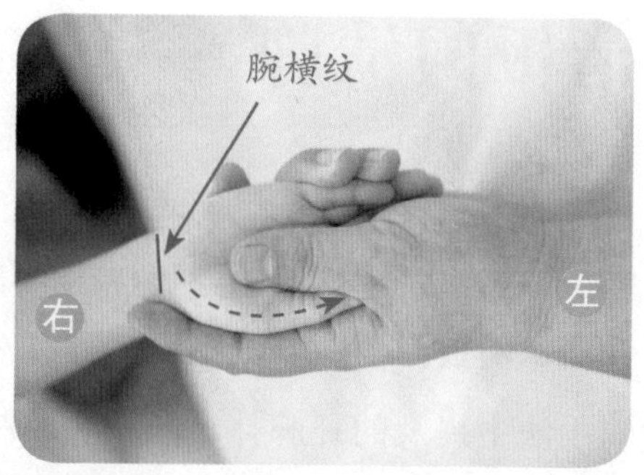

3 推法

通贯掌从腕横纹上向指尖方向推。

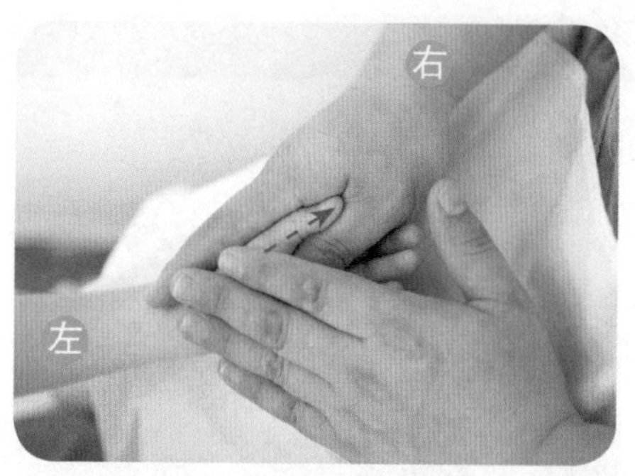

4 霹雳手法介绍

霹雳手法是被妈妈们俗称的一个手法组合，就像咳喘手法一样，咳喘手法本应该是严格意义上的左升右降手法，尤其在咳嗽气喘时作用非常突出，推广之后就被妈妈们俗称为咳喘手法了。霹雳手法也是这样，在积食调理过程当中效果非常好，所以被全国很多的妈妈称作霹雳手法。

清板门清脾是宋氏儿推霹雳手法中的一个尖兵组合。之所以叫霹雳手法，是因为它效果直接、有效。逆八卦、清板门清脾、推六腑、腆阳池，这一手法组合就是完整的霹雳手法，而清板门清脾和推六腑是这一手法中的核心穴位组合。

清板门清脾调理一般不积食不用，必须有积食的症状，比如出现黄舌苔、黄腻苔、口臭等这些很明显的积食症状后才能使用。

手法：逆八卦3～5分钟、清板门清脾1～5分钟、推六腑3～5分钟、腆阳池3分钟。

当然，霹雳手法的逆八卦上面也会有三个穴位供大家选择，这三个穴位就是小天心、清肺、大清。

小天心不管咳嗽、发烧、上火都可以加。清肺如果是咳嗽就可以加。大清感觉火大，尤其是心火大，可以直接小天心、大清；如果火又大，又咳嗽，就比较全了，那就是小天心、清肺、大清加霹雳手法。

补三关

回复关键词"补三关"看视频

补三关1～3分钟。1分钟有温煦全身皮肤和汗孔的作用，如配以小天心则会更加绝妙，可温润皮肤、养颜悦色，对于皮肤干燥、慢性皮肤瘙痒有很好的调理作用。补三关3分钟升阳补阳，温开而微发汗，但是必须先做小天心，再做补三关。宋氏儿推有章有法、前后有序，不可乱做。

1 位置

前臂桡侧，大指一侧，腕横纹外向肘横纹向心推。

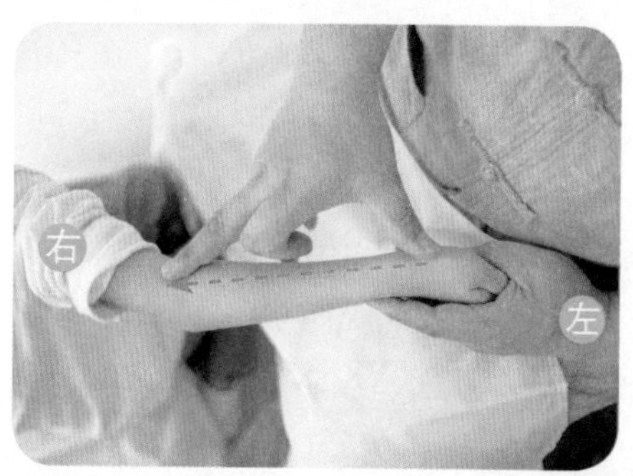

2 拿法

抓住宝贝的整只手，露出大鱼际，轻轻将胳膊向下弯曲（左手拿右手）。

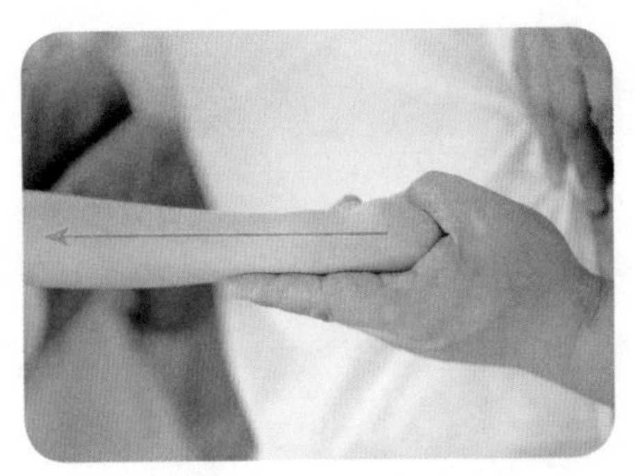

3 推法

四指并拢，从大鱼际开始到肘横纹以上结束，越补越热。

三关是一个很好的补阳穴位，它所需时间只有1～3分钟，足见它在调理方面的优势。补三关的手法要领是必须搓热，搓的过程中都凉了那是不对的。还有，如果是家长的手过于凉，则需要找一位手较热的家庭成员做补三关，这样效果才会更好。若是手怎么搓都搓不热，那就不要给孩子做这个手法，做了也无效。补三关最大的优势有这么两点：一是补阳；二是时间很短——时间短，很多家长不至于那么累。

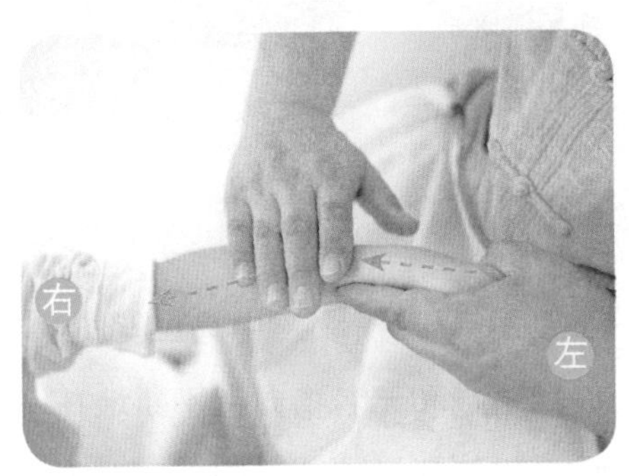

一窝风

回复关键词"一窝风"看视频

一窝风用于无汗发烧38.5℃以下，止腹痛，对于治疗肠绞痛效果尤其好，其发汗祛风热的作用与桂枝汤一样。治疗肠绞痛应先做二马、外劳宫各30～50次，再按一窝风5～20分钟。宋氏儿推有章有法、前后有序，不可乱做。

1 位置

手背腕横纹中央凹陷处。

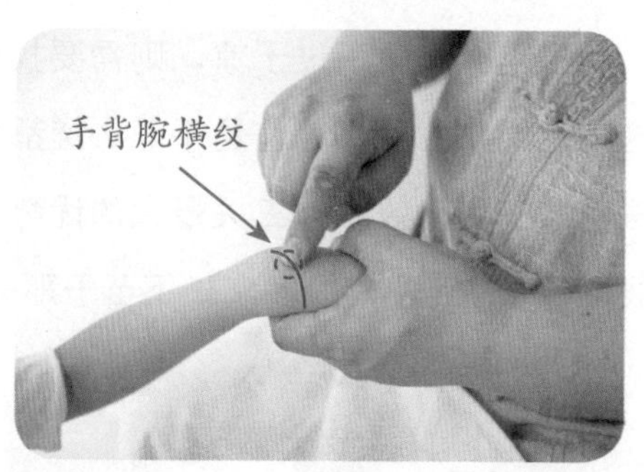

2 拿法

用大拇指按在宝贝手背腕横纹正中央凹陷处，中指和食指定在孩子的手掌腕横纹处，用中指和无名指向上不断地托举手掌，频率不可太快。这是目前小儿推拿界手法最精准、刺激量最大、效果最好而又最省力的改良手法。

我们在按一窝风的时候，下面的手指正好按在小天心上，这样对一窝风的作用更加明显。

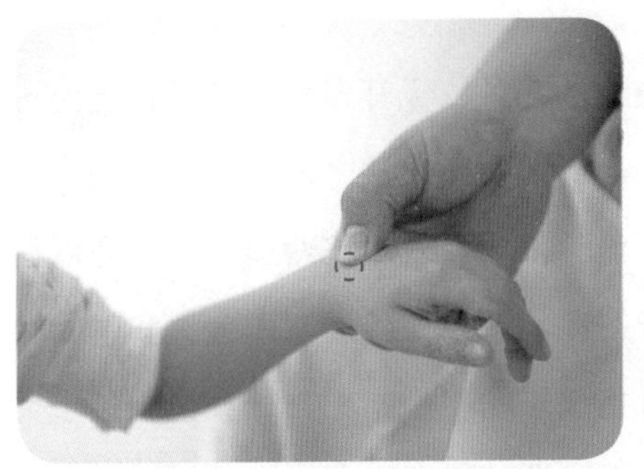

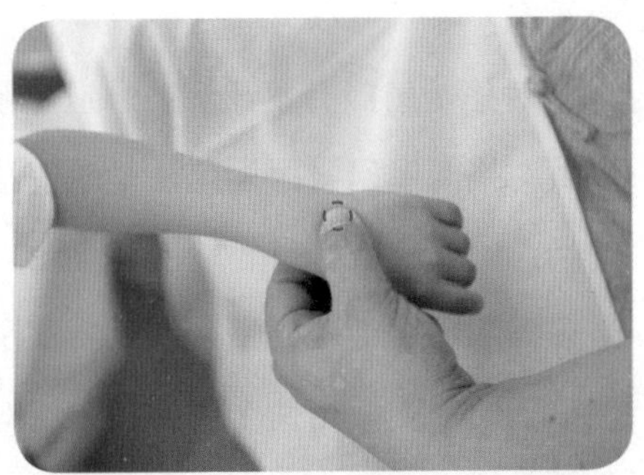

3 推法

一窝风对于孩子来说不仅适用于38.5℃的无汗发烧，而且它有缓解肠痉挛、肠绞痛的作用。另外，一窝风还有很好的治疗咽喉肿痛的作用，所以在并不是很严重的情况下，可以给孩子做。手法：小天心、一窝风。在宋氏儿推里，小天心和一窝风几乎是同时在做，这样调理的效果是比较好的。

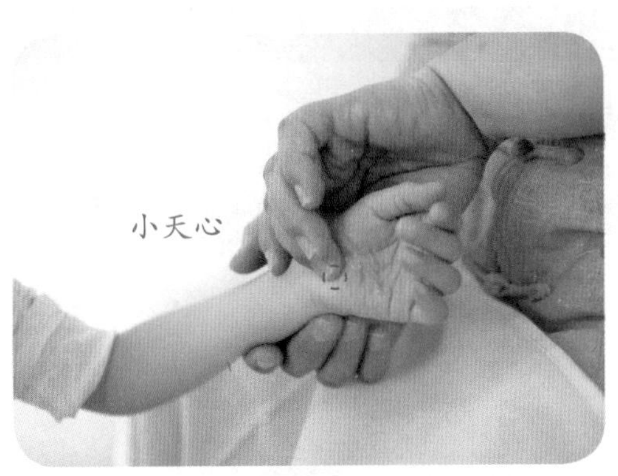

两扇门

回复关键词“两扇门”看视频

对掐两扇门有发汗解表、退热镇惊的功效，无汗发烧38.5℃以上便可以做对掐两扇门。因为掐法是重手法，所以做此手法之前要对孩子先说一句话：“要么就打针、输液、抽血、化验，要么就对掐两扇门，掐完以后必须喝水，否则还会掐。”只要孩子答应，就迅速地用双手食指和中指兜住孩子的手腕，用两个大拇指指甲对掐孩子的中指指根，一直掐到孩子哭为止，然后让孩子喝水。这是宋氏儿推里唯一保留下来的掐法。

我对孩子身心健康的发展是非常关注的，所以要先做到有言在先，然后再掐孩子。如果直接掐孩子，不管掐几下，孩子只会出一次汗，随后也就不再出汗了，并且体温也不会降下来，也就做了无用功。采取这样的措施，大多数孩子在被掐哭之后会信守诺言，甚至会主动要求喝热水，只有喝上热水才能让出汗延续，才能把体温降下来。

1 位置

中指指根两侧。

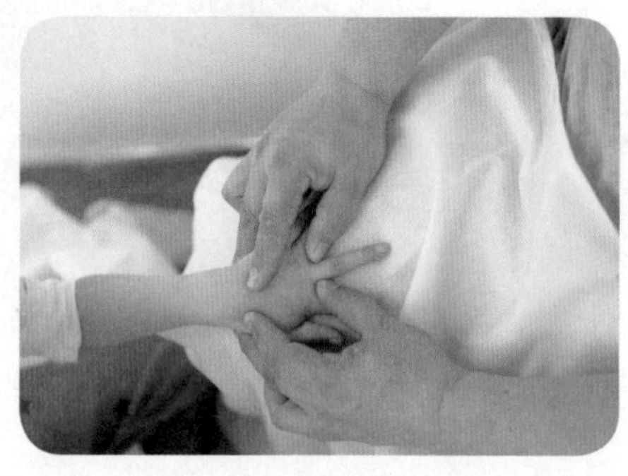

2 拿法

对掐。用双手食指和中指兜住孩子的手腕，用两个大拇指指甲对掐孩子的中指指根。

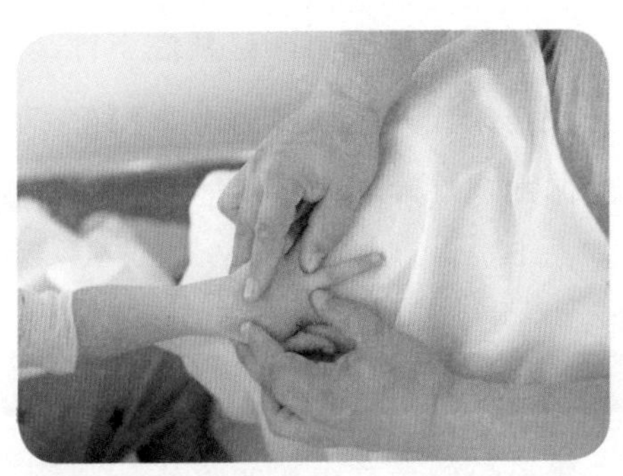

3 推法

很多小儿推拿书里和我们古代流传下来的关于孩子按摩和推拿的手法当中，掐法占有很大的比重，但是我们宋氏儿推侧重于对孩子心理和情绪的关照和关注，所以，掐法在宋氏儿推的手法里只有一个，就是对掐两扇门，而且也是唯一的掐法穴位。

我们认为，孩子的情绪和心理状态往往对于疾病的康复起到非常关键的作用。如果是一个非常积极向上、情绪良好的孩子，在配合手法和配合食疗过程当中，往往会产生更多积极向上的作用，同时他的免疫力会被激发出来。如果一个孩子特别沮丧，心情特别不好，再加上掐法这种重手法的惊吓，反倒会助推孩子不好的症状出现。

二马

回复关键词“二马”看视频

成人的二马穴叫中渚穴，是手少阳三焦经的腧穴，其作用于头痛、目赤耳鸣、咽喉肿痛、低热反复等病证；其性下行，故而疝气和脱肛的孩子禁用！所以二马穴在宋氏儿推里具有双重身份，既能温补肾阳又可引火下行，可以辅助调理咽喉肿痛和颜面部上火的问题。

1 位置

第四掌骨和第五掌骨骨缝关节小头凹陷处。

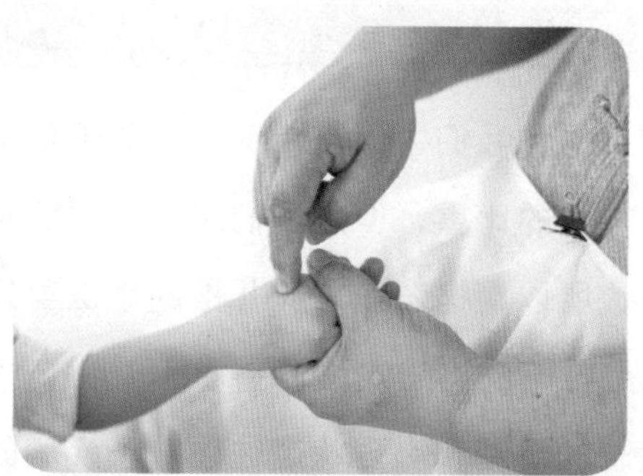

2 拿法

左手垫在宝贝手下固定好，右手点按二马。

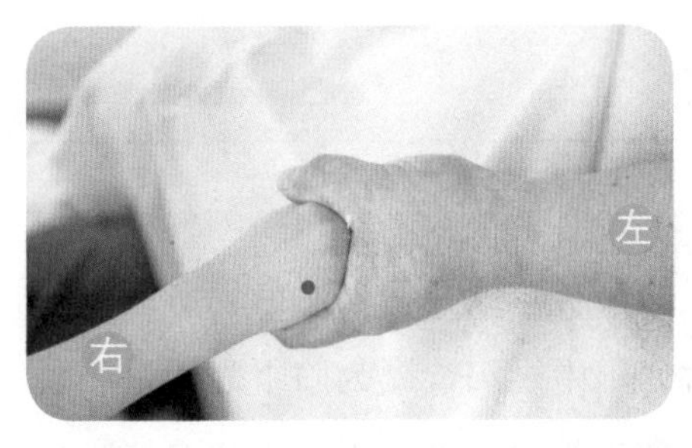

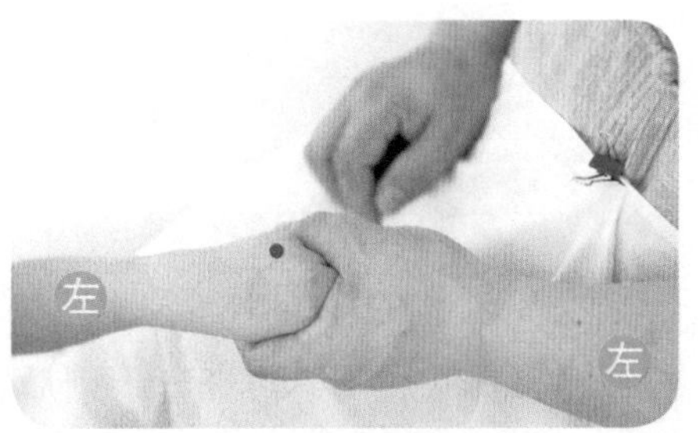

3 推法

点按。

二马穴主要作用于我们肚脐以下的下焦，它是补阳的，可以补肾阳也可以补下焦之阳。它的穴位组对之选就是外劳宫，因为外劳宫适用于肚脐以上到胸口的中焦，中焦之阳就是脾之阳。一般情况我们不能说是补一半肚子，腹部是包括中焦和下焦的。在宋氏儿推里，二马、外劳宫几乎是不会分开的。

二马的作用对成人来说，是手少阳三焦经的腧穴中渚穴，中渚穴和二马正好在同一个位置上，但因为孩子的五脏六腑、四肢百骸包括十二经络都没有发育完备，孩子时期它就叫二马。二马和中渚穴是有区别的。

就像上一个穴位一窝风一样，位置和阳池穴也在同一个位置上。它为什么叫一窝风不叫阳池穴呢？就是因为孩子的发育过程中没有形成真正的阳池穴，在这之前它就是一窝风的作用。所以我们大家一定要记住，即使在同一个位置，成人的穴位和小儿推拿的穴位也是有区别的。

外劳宫

回复关键词“外劳宫”看视频

“㇇”“人”，通过这两个人字的书写，让我们很明白地看到：后背属阳，前胸属阴。再细分，则后背为阳中之阳，腰为阳中之阴，脑袋为阳中之至阳；前胸为阴中之阳，腹部为阴中之阴。人的躯体又分为三段，在中医里分别称为上、中、下三焦。上焦即前胸，为心肺所主；中焦为脾胃，从心口至肚脐；下焦为肾所主，即肚脐以下的小腹。外劳宫暖中焦，二马暖下焦，中焦、下焦合为腹部，为阴中之阴。故而在宋氏儿推中，二马、外劳宫是分不开的一对，又因为二者皆补阳，其所处位置又为阴中之阴，所以经常用到。

1 位置

手背中间，正好对着内劳宫处。

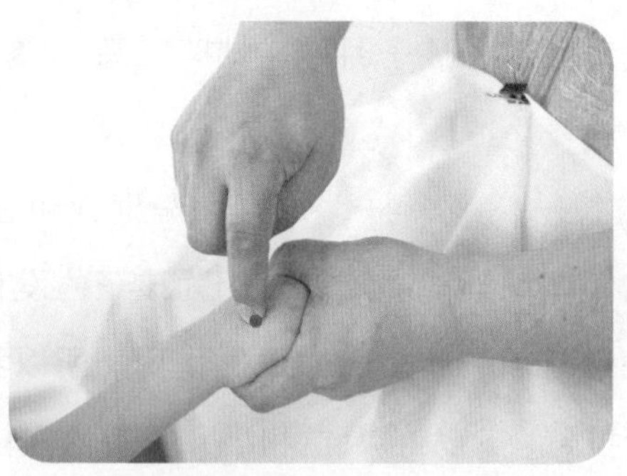

2 拿法

左手垫在宝贝手下固定好，右手点按外劳宫。

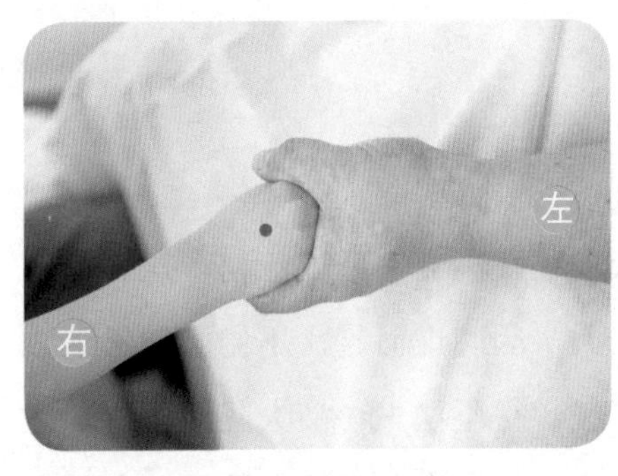

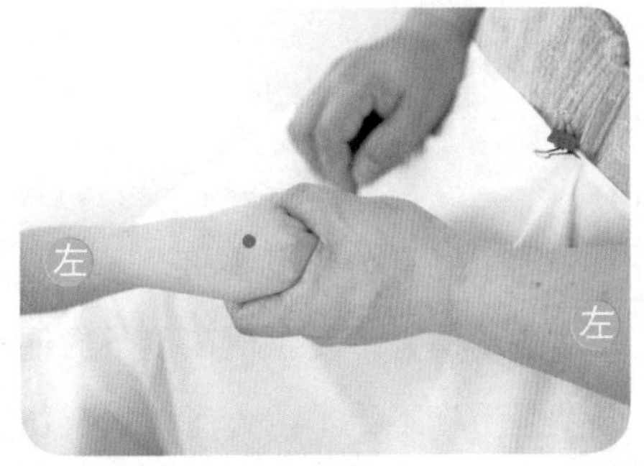

3 推法

点按。

孩子的外劳宫和我们成人的穴位位置和名称是完全一致的，属于奇穴。成人外劳宫和孩子外劳宫的根本区别在于功能上：成人点按此处用于治疗落枕、头痛、咽喉肿痛等，孩子则是补脾胃之阳气。

大肠

回复关键词“大肠”看视频

清大肠有一个很大的误区，即人们往往用它来解决便秘，这样做实在对孩子伤害不浅。现在孩子的便秘大多因脾虚而起，不健脾胃只清大肠就是治标不治本，久而久之反伤正气，得不偿失。清大肠对于湿邪之气的排除远胜于对大便的推动，所以小儿推拿有一个经典的治疗急性湿疹的组合手法——小清天河水30分钟、清大肠30分钟，在宋氏儿推里最后又加注了膊阳池（见下文）3分钟。

补大肠相当于中药暖宫丸的功效，它有温暖小腹的作用，所以补大肠与补脾、顺八卦相伍为用，可治疗成人的一切脏器下垂，如胃下垂、子宫下垂、脱肛及慢性痔疮等。

清补大肠可促进肛肠部血液运行，从而有改变肛肠内环境的作用，对如大便带血、急慢性痔疮的康复等起到很好的作用。

1 位置

食指侧面。

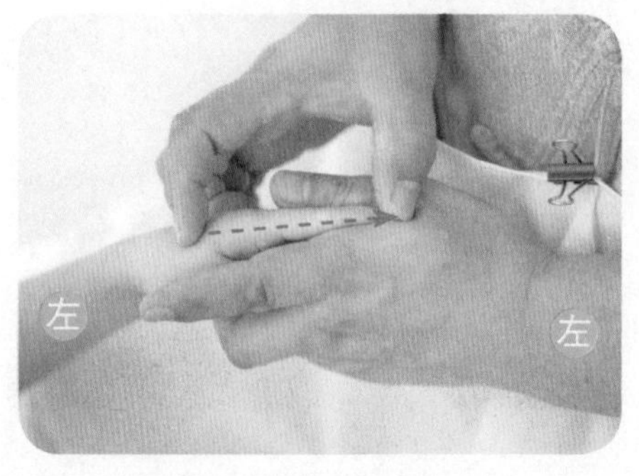

2 拿法

将宝贝的食指指尖顶在右手的虎口处，拇指和食指拿好宝贝的食指，其他手指兜住宝贝的手（右手拿右手，左手拿左手）。

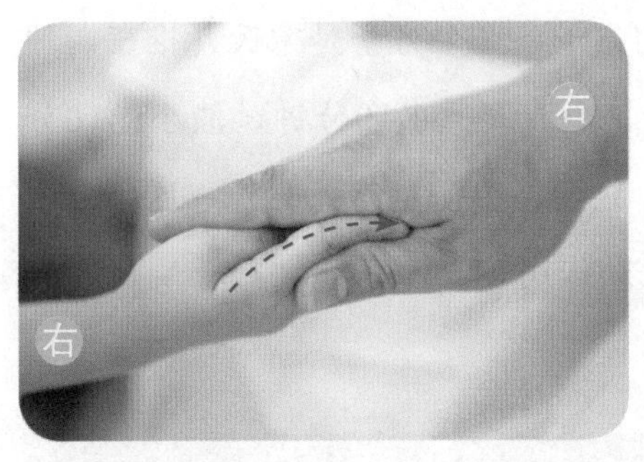

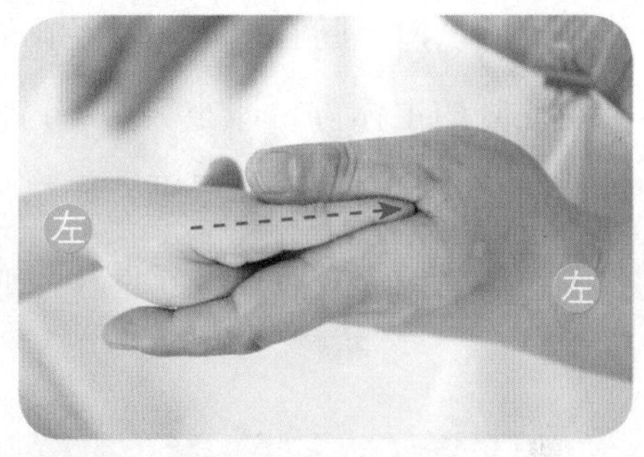

3 推法

清大肠：指根向指尖方向推。

补大肠：指尖向指根方向推。

清补大肠：来回推。

大肠穴在我们食指的外侧，有三种推拿手法：离心推（顺着指尖的方向）为清大肠，向心推（逆着指尖的方向）为补大肠，来回推为清补大肠。有家长会问："小肠为什么没有清小肠、补大肠和清补小肠？"其实这是现代思维在作祟。

大自然没有完全相同的两种物质，虽然一个叫大肠，一个叫小肠，但是小肠主要指的是泌尿系统，大肠指的是肛肠部。大肠穴不同的推法效果不同，补大肠相当于女士暖宫的作用，对男同志则有温阳的作用，对前列腺很有好处。

清大肠10分钟具有泻下的作用，超过15分钟不泻下只排湿；清大肠10分钟之内是开门驱邪，所以大肠穴的效果也是非常了得的。

清小肠

回复关键词“清小肠”看视频

清小肠用于治疗泌尿系统感染和腹泻，有通利小便、辅助泄心火的作用，所以清小肠有一个非常经典的方子，这个方子是宋氏儿推在调理抽动症时的主体方，即小天心5分钟、小清天河水10分钟、清小肠10分钟；同时，此方也治疗尿频、尿急、尿痛、小便短赤；此外，这个方子对于多动症孩子的调理也有很好的辅助作用。

1 位置

小指尺侧，从手腕到小指指尖。

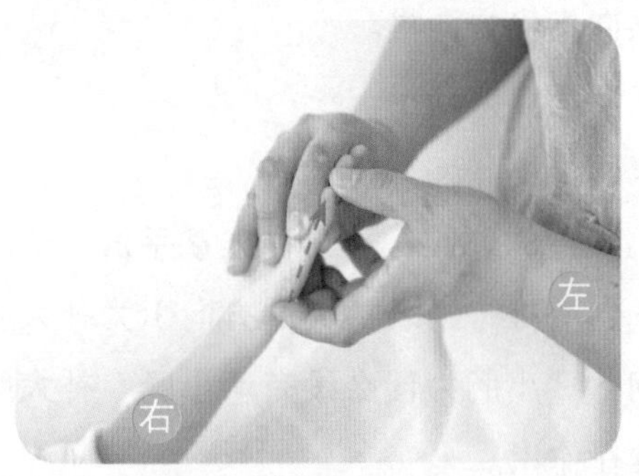

2 拿法

左手拿住宝贝的五个手指，指尖朝上（左手拿右手）。

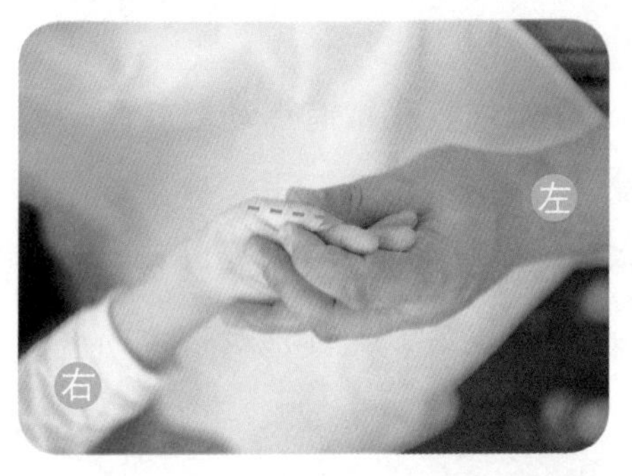

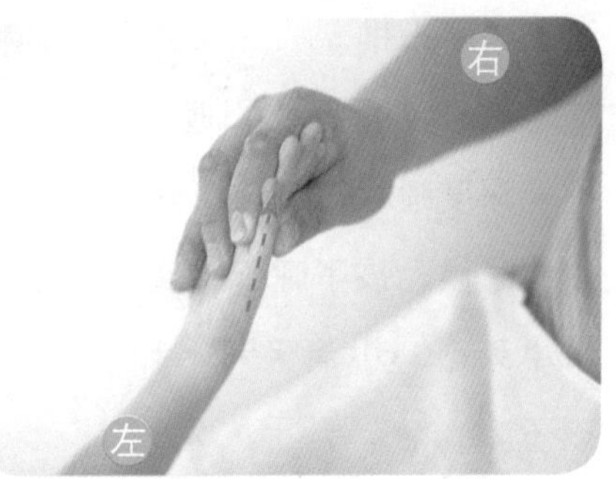

3 推法

由指根向指尖方向推。

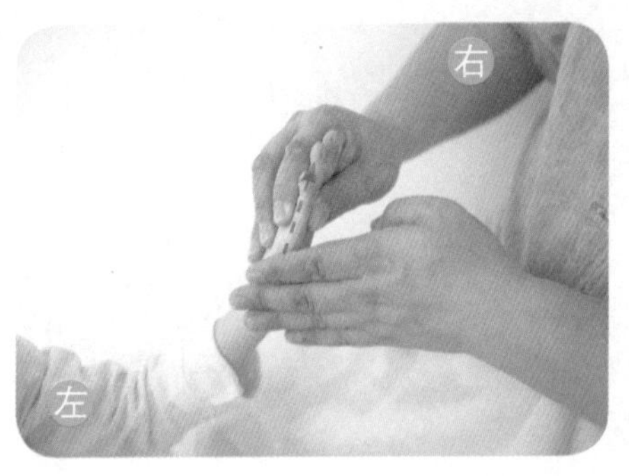

清小肠就是直接清手太阳小肠经。清小肠的作用非常强大，这是从两个方面来说它的：一个是形而下的。形而下的清小肠就很简单，用于治疗小便黄、小便短、小便量少、尿急、尿痛、尿频。那么形而上的呢？因为心与小肠相表里，心经有过（指心经有了问题），除了心包经代之外，还有一种方法可以代替心经，能很好地把心火往下引，就是清小肠。当然我们知道小清天河水有静心的作用，但如果加上清小肠的话就更棒了！所以，清小肠对于心肾不交的孩子和成人都是有效的。为了更加完善，可以按照小天心5分钟、小清天河水10分钟、清小肠10分钟这一顺序来推。

孩子心肾不交，晚上睡眠不好、睡觉浅，稍微有点动静就醒了，不能深度睡眠，直接影响孩子生长发育。阴不生、阳不长，晚上就是阴生的时候，孩子睡不踏实，阴生得不好，阳长得就差，所以在孩子睡后做小天心、小清天河水和清小肠往往效果更好，尤其是对于多动症的孩子。

膊阳池

回复关键词“膊阳池”看视频

膊阳池升清降浊，即把不好的东西排泄掉，把好的东西留下并往上推送。所以在宋氏儿推中，膊阳池经常被用作最后一个需要推拿的穴位，让它把关。

1 位置

手背腕横纹正中间向上推，推到一个凹陷处（未到外关穴）。

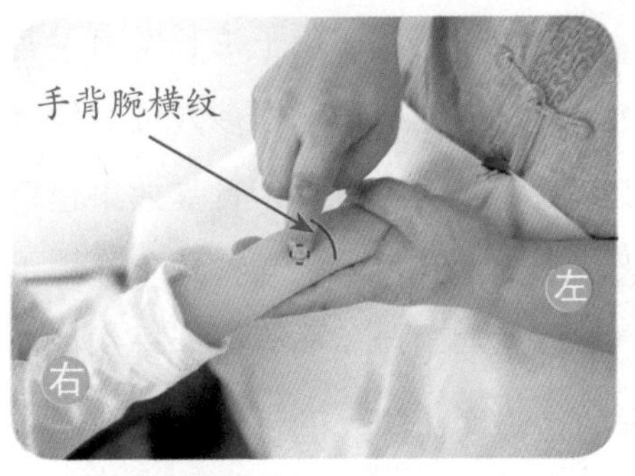

2 拿法

用您的左手或者右手拿好宝贝的手腕处。

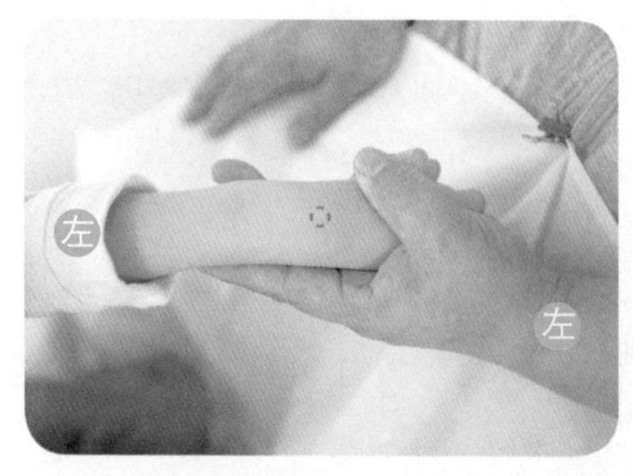

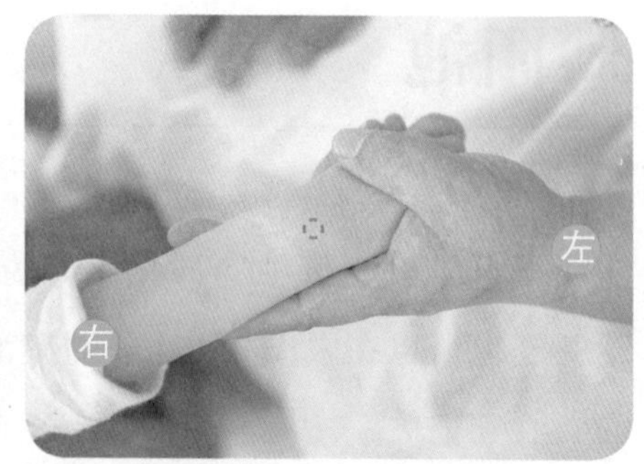

3 推法

顺时针按揉3分钟。

膊阳池就在手少阳三焦经上，它前面的一个穴位是阳池穴，就是我们所说的一窝风。还是那句话，在孩子生长发育没有完成之前，孩子的经络也一样没有完全发育成熟，虽然很多穴位的位置往往一样，但小儿推拿中的名字和成人的名字就不一样，且其效果也是有区别的，而且有很大的区别。总之，小儿推拿是中医几百年实践当中总结出来的适用于儿科的推拿，我们最好不要把成人的穴位按揉和保健按摩与小儿推拿混为一谈。如果那样的话，往往弊大于利。

膊阳池是三焦经上的穴位，虽然成人之后就不复存在了，但是它的作用非常好。膊阳池最重要的一个特点就是升清降浊，它把好的留住，把不好的东西清除掉。所以有很多人都知道，便秘了，赶紧按揉膊阳池。这种方法的确有效果，但和我们推荐的其他手法组合起来会更好。

运水入土

回复关键词“运水入土”看视频

传承下来的运水入土有各种版本。相较于其他版本，宋氏儿推的运水入土在实践中效果更好且操作方便。宋氏儿推将补肾和小天心分化开来，补肾即向水库中补水，而小天心则是把水库中的水输送到它所需要的地方去，故而宋氏儿推的运水入土，即小天心和清板门清脾的组合，把水补充到大便中来，从而滋润大肠，有利于大便的排泄。经常做此手法，可以缓解大便干结、便血、脱肛等症状。

1 位置

由小天心开始直接清板门清脾即为运水入土。

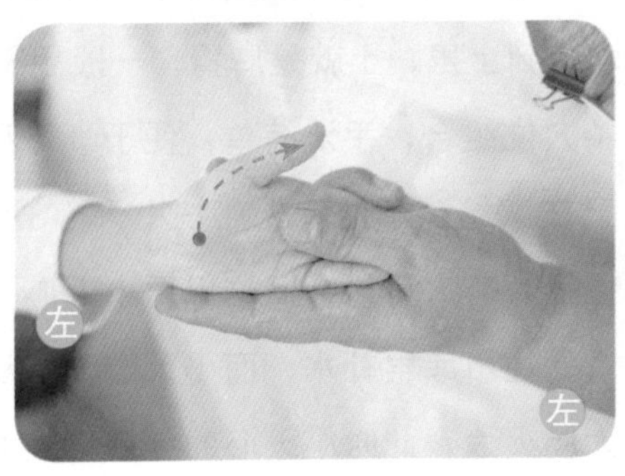

2 拿法

托住孩子的手掌（左手拿左手，右手拿右手）。

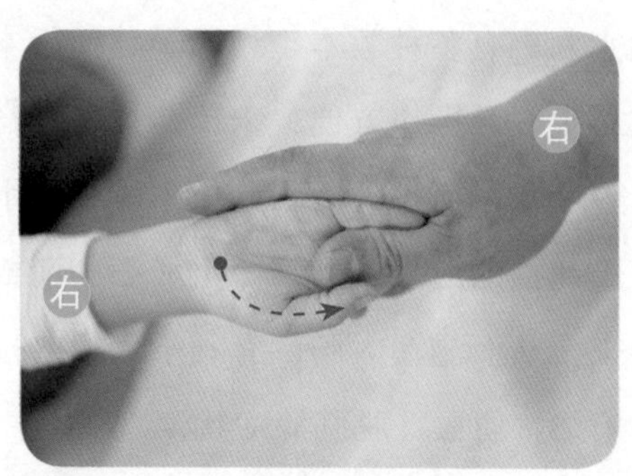

3 推法

点按小天心3次，然后做清板门清脾手法。

宋氏儿推中提到的运水入土是在实践当中逐渐形成的。运水入土基本就是从肾水中把水运到土里，土就是脾胃，一般用于便秘。

运水入土是一个穴位组合，手法简单，便于学习和推广，一般单独使用，尤其适合自己在家给孩子做。先点按小天心3次，然后清板门清脾。该手法适用于便秘。有人可能会问这里用小天心，为什么不用补肾呢？这是因为，补肾是往水库里补水，而小天心则是从水库往外抽水。对于便秘的孩子，大肠火大，此时小天心的作用更强大。所以，采用点按小天心，然后清板门清脾的穴位组合，也就是运水入土。

补土入水

回复关键词“补土入水”看视频

补土入水同样有许多版本，宋氏儿推“入”的是小肠经，从而使大便中多余的水分由小肠排泄掉。肾为先天之本，是主升之脏，只能补，不能泄，故而补土入水不能入肾而只能入小肠。宋氏儿推不仅拥有自己的儿推辨证体系，而且谨遵中医理论指导，清小肠有利小便的作用，故而在宋氏儿推中补土入水即补脾补板门、清小肠。它相当于医圣张仲景五苓散的功效，利小便而实大便，尤其适用于大便水泄、大便溏稀、尿少者。

1 位置

由脾经开始沿大小鱼际至小指外侧即补脾补板门、清小肠。

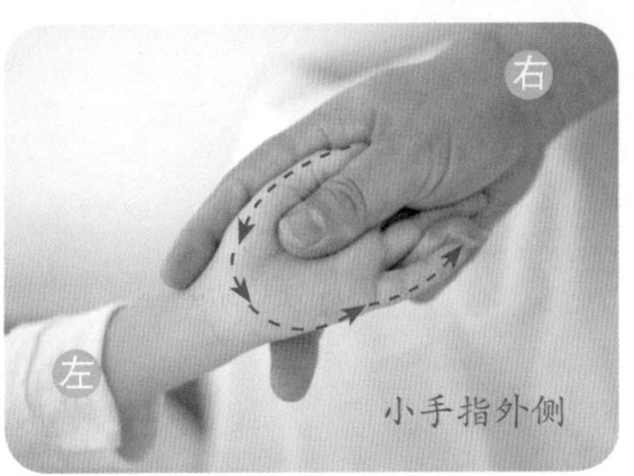

2 拿法

托住孩子的手掌（左手拿右手，右手拿左手）。

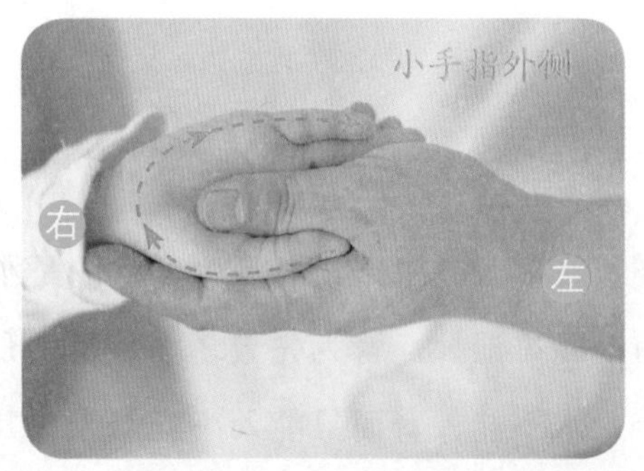

3 推法

补脾补板门经小天心到清小肠结束。

补土入水是一个穴位组合，手法简单，是宋氏儿推特色手法之一。先补脾补板门，然后清小肠。该手法利小便而实大便，让大便多余的水分通过清小肠排泄掉，类似中药茯苓的作用。该手法适用于腹泻，尤其对经常腹泻的孩子效果非常好。需要注意的是，只有大便水分多的时候才能用此手法，也就是腹泻或者拉稀时。

捏提脖根

回复关键词"捏提脖根"看视频

在我们的两侧后脖筋，紧挨头颅处有这么几个穴位特别重要——两侧风池穴和中间风府穴，故而捏提两侧脖根就是捏揉风池穴、风府穴。经常捏揉风池、风府有很好的排邪作用，对于感冒、头痛、发烧、鼻炎有很好的调理功效。

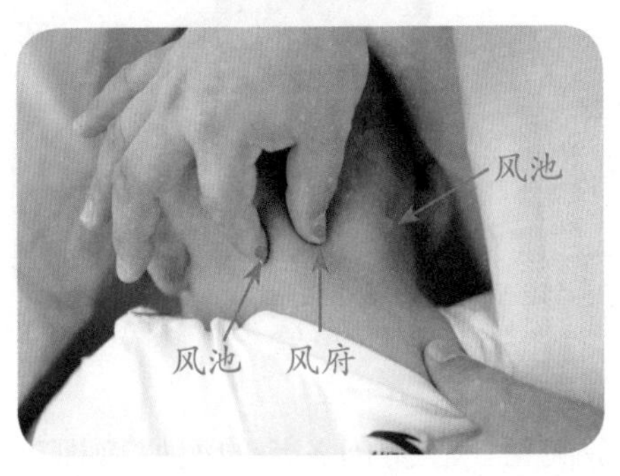

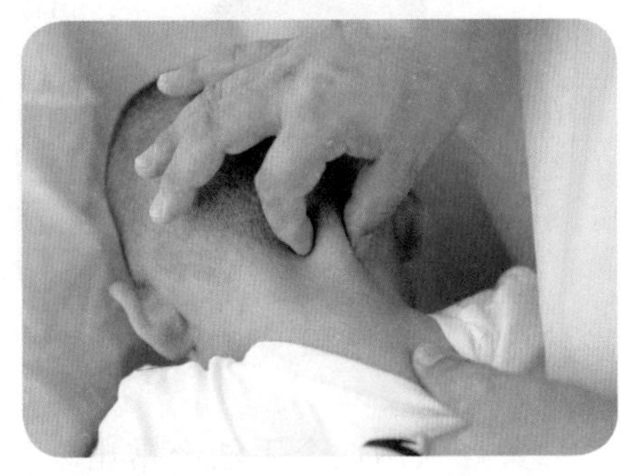

紧挨着后脖根两侧有两条大筋，分别捏提两条大筋有排邪作用。此处有三个穴位，中间是风府，两侧是风池。这个手法源于《黄帝内经・灵枢》中对风府的介绍，而且实践验证也很有效。曾经有一位妈妈上飞机后突然出现面部过敏，眼睛肿得只剩下一条缝。她给我打电话求助，非常急切，说登机后突然出现整个脸部和头部发痒，飞机马上起飞，没法去医院。当时我告诉她，找个人两手相叉，用掌根部使劲捏提你的后脖根。这位妈妈让旁边一个外国小伙帮忙捏提后脖根。过了一会儿，她觉得捏得太疼了，想休息一下，却发现自己的眼睛已经不肿了。回到北京，她专门登门道谢，问我为什么后脖根能治急性过敏。其实，这就是风池和风府的作用。此后，很多妈妈和宝贝有问题求助的时候，我都会告诉妈妈顺便把后脖根捏一下，往往事半功倍，效果不错。

黄蜂入洞

回复关键词“黄蜂入洞”看视频

黄蜂入洞常用于鼻塞和流鼻涕，是小儿推拿里的常见手法之一。宋氏儿推把它发展成鼻塞黄蜂入洞和流清鼻涕的黄蜂入洞两种。

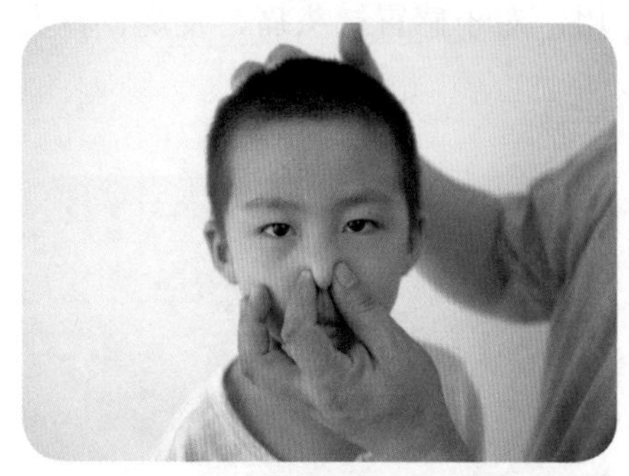

清鼻涕

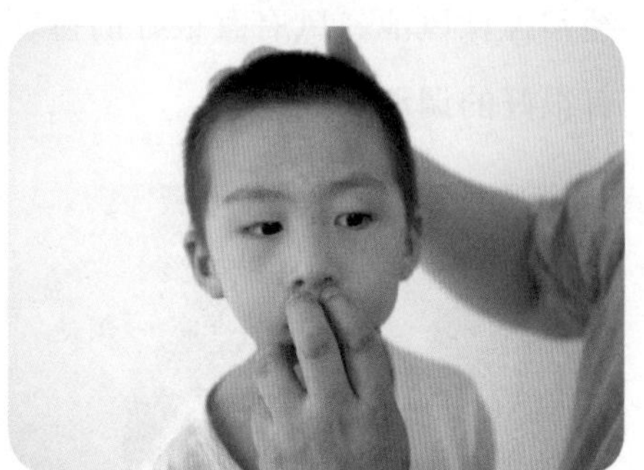

鼻塞

黄蜂入洞这个手法经常出现很多笑话。在全国各地的妈妈培训班上，经常有妈妈惊讶地问，黄蜂入洞不是把两个手指插到鼻孔里吗？试想，宝宝的鼻孔才多大，成人的手指插到孩子鼻孔里，孩子没有鼻炎也会引发鼻炎了。对于鼻塞的孩子，黄蜂入洞的正确做法是，在鼻孔的外缘轻轻往下按，会发现有两个坑，这两个坑就是黄蜂入洞的位置。注意：手指根本没有插到鼻孔里。对于流清鼻涕的孩子，如果像上面的手法那样，鼻涕就像润滑剂一样，很容易捅伤孩子的前鼻道。针对这一问题，宋氏儿推对黄蜂入洞手法进行了改进，对鼻塞和流清鼻涕的孩子采用两种不同的黄蜂入洞手法。对于流清鼻涕的孩子，可以捏住鼻翼，轻轻往上推。

第二节
经典手法

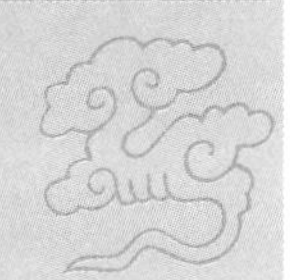

说起经典手法，不得不提一下家事。1949年以前，我家是一个富裕家庭。爷爷的父亲是一位秀才，也是一位中医。他看病从来不向人要钱，也不给人抓药，只开方子，结果很快就荡尽家财，一贫如洗。后来，爷爷学会了他的一些医术，但是胆子小，不敢给人开方子，所以太爷爷那些宝贵的医术并没有完整地传承下来。所幸太爷爷还有一个徒弟，他做了一辈子的中医。我学中医的时候，家里没有几本书了。曾经问太爷爷的徒弟是否还有我家的书，他说他那里只有几本很旧的书，但是从太爷爷那里学到的康复手法却有一些。后来他把这些手法传授给了我，我从中获益良多。

宋氏抓腹

回复关键词"宋氏抓腹"看视频

我的祖辈在做儿科腹部检查的时候，以抓孩子的肚子代替敲孩子的肚子，并且在长期的诊疗过程中发现通过这样的抓腹检查，有的孩子腹泻好了，有的孩子便秘好了。后来抓腹由检查手法逐渐演变为调理手法。

很多大夫在给孩子检查腹部时，总是叩击，其实这是错误的。为什么不能叩击呢？因为孩子胃肠道菌群不健全，产气杆菌十分活跃，震动是很容易激发产气杆菌迅速繁殖的，因而可能引起产气杆菌肠炎甚至产气杆菌性肺炎，至少婴幼儿最常见的肠绞痛和它是脱不了干系的，所以不要轻易敲孩子肚子。

1 功效

调和脾胃功能，具有很好的双向调节作用，所以它既用于脾虚便秘，也用于腹泻和消化不良。

2 手法

拇指从一侧的盆骨上缘开始，食指向另一侧压，压到另一侧的盆骨上缘，压进来以后，张开手往里推，轻轻一抓往外来，推、抓、推、抓……如此循环。当孩子有抵抗的时候，停止抓。

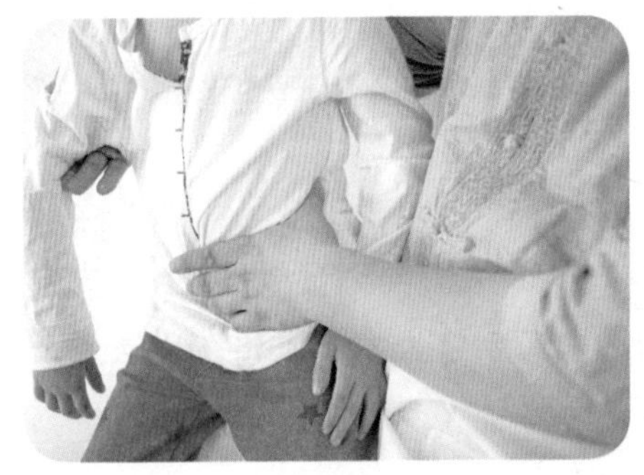
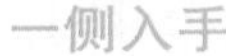
一侧入手

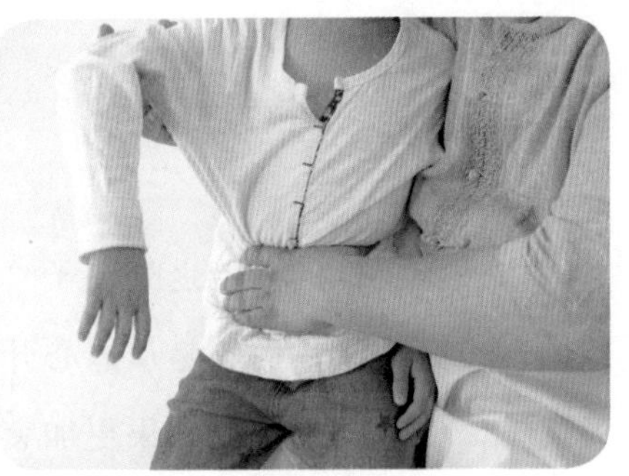
抓进去

3 手法说明

不管是脏腑点穴还是各种摩腹，都是腹部外面的手法，只有宋氏抓腹是横断抓揉腹部，直接促进孩子胃肠道的蠕动，所以抓腹成为宋氏儿推独特手法之一，被很多家长掌握并运用在孩子的日常保健调理之中。

学医十几年后，我发现手法太重要了。尤其最近几年，中医的外治法和中医适宜技能在国家层面得到大力推广，越发显示出那些不被前辈重视的手法的价值。

有一次，父亲告诉我附近有一位七十多岁的老人，是太爷爷当八路军时的战友，现在专门给孩子抓肚子，一个孩子五块钱，很多人排队，让我也去学一下，说这手艺就是跟太爷爷学的。父亲说抓肚子是因为给孩子检查身体时不能敲肚子，因为孩子肚子越敲越胀，鼓声越大，所以要用抓肚子。后来发现，通过这个检查手段，很多孩子腹泻好了，发烧好了，由此逐渐形成了抓腹的手法。老人毫无保留地把抓腹的手法教给了我。我总结了一下，就是“按进去，张开手往里推，轻轻一抓，再往外来”，即现在的宋氏抓腹。

宋氏木字推

回复关键词“宋氏木字推”看视频

宋氏木字推的独特之处在于“开天门”从山根两侧（即鼻泪管和泪腺的开口）开始，而不是从眉心开始。宋氏木字推发展了传统手法“开天门”，使这一手法的效果更加突出。“分推坎宫”包括上眼睑，更是极大地扩充了“分推坎宫”的功效，尤其是从山根开始，沿着鼻子的两侧往下推直至迎香穴，更是起到一箭双雕的效果。

1 功效

缓解鼻炎引起的各种症状，对孩子的弱视、假性近视等眼疾有很好的康复效果。

2 手法

第一步：“开天门”是从眉心以下的山根两侧开始往上推至发际，30～50次（每个手法次数一样，不再重复）。

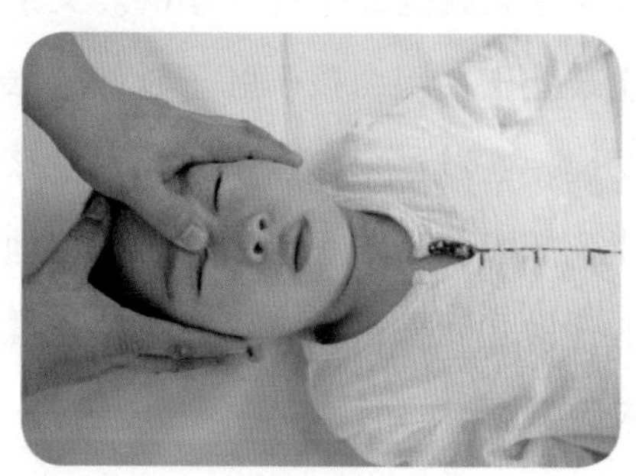

第二步：由眼内角开始向太阳穴推，大拇指指腹一边压着眉毛一边压着上眼袋，到太阳穴揉3次，最后一次向眼角外上侧结束。

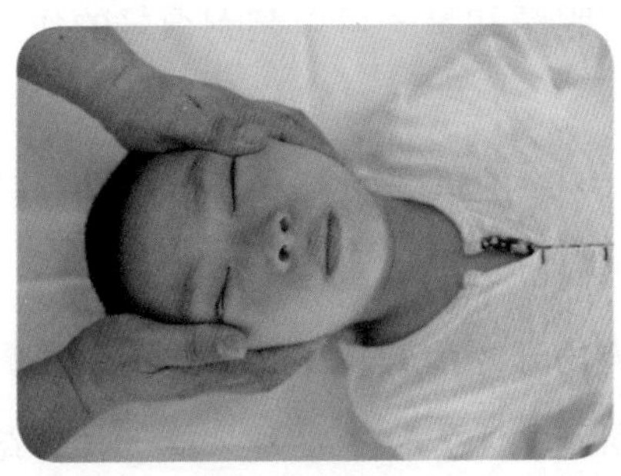

第三步：由眼内角向下沿鼻子两侧往下到迎香穴，来回按3次，然后回到太阳穴，用大拇指按揉太阳穴3次。

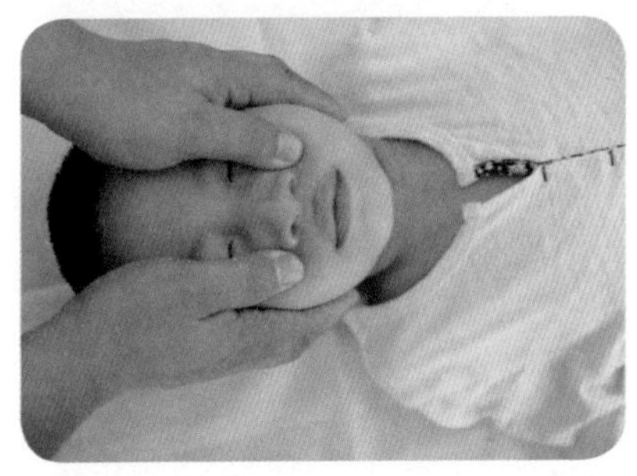

3 手法说明

宋氏木字推不仅用于调理孩子的弱视、假性近视、鼻炎，而且对于成人来说，还有美容的功效。

这里的“木”不是“目”，虽然推的是眼睛，调理侧重的也是眼睛和鼻子，其三步手法，相当于写了一个汉字“木”。

第一步，类似但不同于开天门，从眼内角开始到眉心穴归正，再往上和开天门一样。这一小小的改进使得效果大大改善。鼻泪管上连眼内角泪腺，下开口于下鼻道前部。对于孩子，鼻泪管很短，很容易堵塞，木字推对保护孩子的眼睛和鼻子可以起到很好的作用，因为前两个手法都从眼内角开始。

第二步，从眼内角开始到眼外角结束，护好耳朵揉三揉，往上结束。

第三步，从眼内角开始沿着鼻子两侧往下到鼻翼两侧往回按三下，也就是迎香穴，再回到太阳穴，护住耳朵揉三揉，结束的手法一定是往上的。

成人同样可以做木字推，有美容的功效。

宋氏五步法

回复关键词“宋氏五步法”看视频

宋氏五步法是疏解手法，能够很好地疏解咽喉部、颈部的火气。

1 功效

宋氏五步法与宋氏木字推是治疗腺样体肥大和扁桃体肥大增生的特效专用手法，动作要求轻快柔和，平稳着实。

2 手法

第一步：由天突往下搓至微红，最好是到膻中穴。

第二步：由大椎往下搓至微红，最好是分推到双肺腧。

第三步：从右侧耳后高骨到肩井穴，以搓至微红为度。

第四步：从左侧耳后高骨到肩井穴，以搓至微红为度。

第五步：扬起下颌，从天突开始向上至下巴颏儿为止，以搓至微红为度。

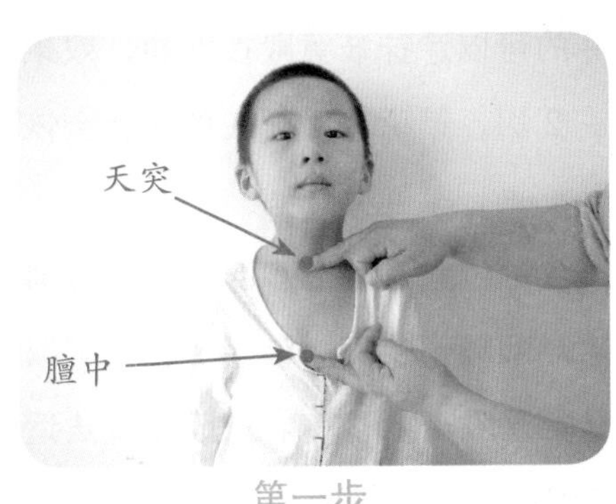

第一步

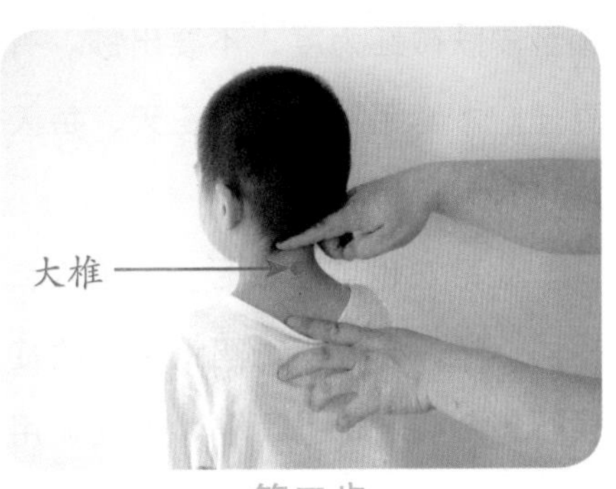

第二步

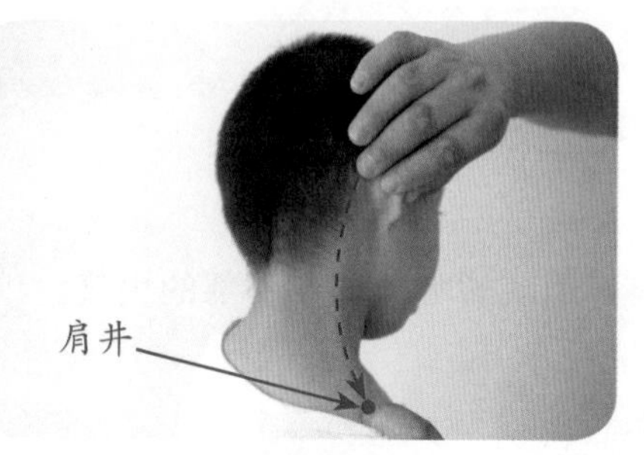

第三步

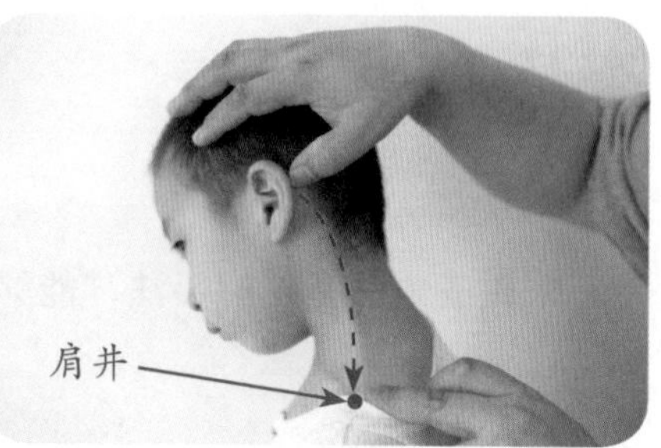

第四步

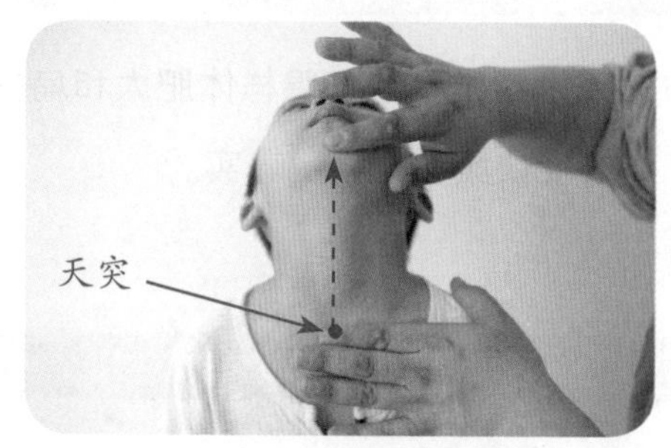

第五步

3 手法说明

以上宋氏五步法，第一、二步中向下搓没有严格的长度限制，一般5厘米左右即可。第三、四步没有严格的先后顺序。每步手法要求徒手搓至皮肤微红为度，不要出痧。有条件的可以涂抹岐黄殿按摩油，效果更佳。本套手法可连做三天，每天 1 ~ 2 次，第二次必须在皮肤完全恢复正常后进行。

此手法也可以做七步。第六和第七步的位置在第五步的两侧，方向相同，适用于没有医药情况下的徒手治疗咽喉部疾病。该手法完全可以表解整个咽喉部的毒邪，尤其适用于孕妇咽喉部的疼痛。宋氏五步法适用于孩子，宋氏七步法适用于成人和咽喉部疾病较重的孩子。

宋氏咳喘手法

回复关键词“**宋氏咳喘手法**”看视频

宋氏咳喘手法是通过中医理论里的左升右降即人体气机运行理论而量身定做的手法，不受八纲辨证、六经辨证等的限制，不管是风寒、风热还是内热，只要身体气机运行通畅了，所有的症状都会缓解，甚至迎刃而解！

1 功效

用于所有因为气机升降而引起的疾病，比如：气逆咳嗽、气逆咳喘、发烧、一侧耳朵凉一侧耳朵热或者一侧脸凉一侧脸热。宋氏咳喘手法使气机得到了圆运动循环，所以它是很多疾病的辅助治疗手法。宋氏咳喘手法不局限于咳喘，不论什么原因的发烧、地图舌、呕吐和腹泻，也不论是风寒咳嗽还是风热咳嗽，都可以用。

2 手法

规范的咳喘手法即严格的左升右降手法

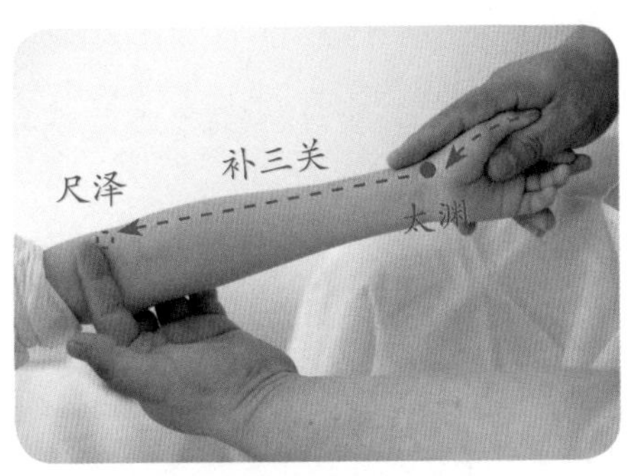

第一步：左手从大拇指桡侧指尖到手腕腕横纹向心推3分钟（即补脾补板门3分钟），点按太渊（肺经输穴）30次，手臂桡侧从腕横纹到肘横纹向心推3分钟（左手补三关3分钟），点按尺泽30次（肺经合穴）。

第二步：大椎顺时针搓，从手热算起3～5分钟。

第三步：右手点按尺泽（肺经合穴）30次，手臂尺侧从肘横纹到腕横纹离心推3分钟（推六腑3分钟），点按太渊（肺经腧穴）30次，右手从手腕腕横纹到大拇指桡侧指尖离心推3分钟（清板门清脾3分钟）。

简易的左升右降手法

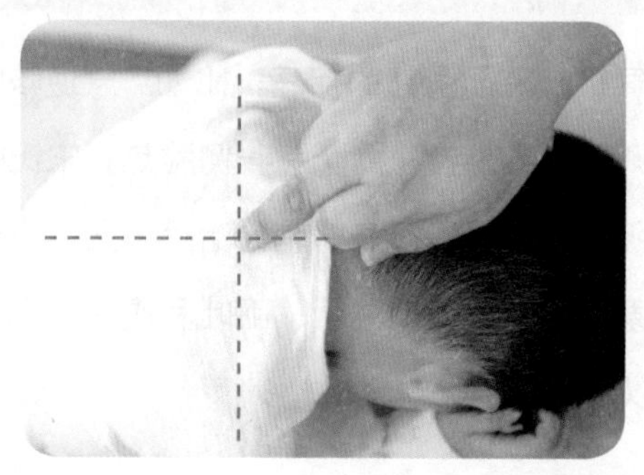

第一步：左手补三关3分钟。

第二步：大椎顺时针搓，从手热算起，搓3～5分钟。

第三步：右手推六腑3分钟。

咳喘手法第三种

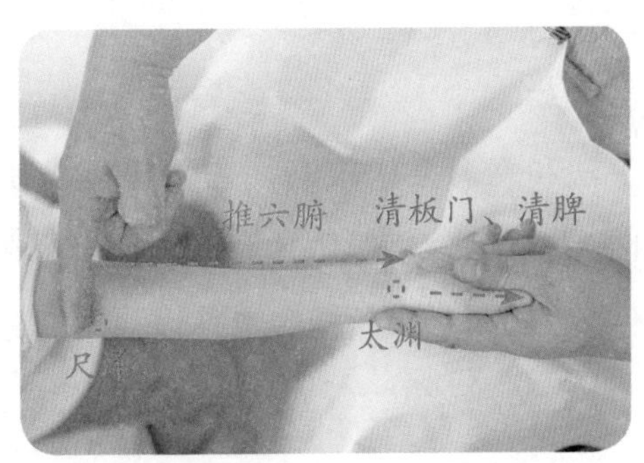

第一步：左手补脾补板门3分钟，点按太渊穴30次，补三关3分钟，点按尺泽穴30次。

第二步：右手点按尺泽穴30次，倒推三关3分钟，点按太渊穴3分钟，清板门清脾3分钟。

3 手法说明

在中医里讲究的是人的小宇宙和大宇宙的和谐统一，小宇宙必须适应大宇宙。在大的宇宙中，不变的定律就是日出和日落，这是大气环境运行的总则；而在人体的小宇宙中，气的运行的总则就是左升右降。

睡后宋氏抚触

宋氏抚触对手法和意念要求很高，它不仅可以使孩子深度睡眠，而且能补充孩子的磁场。有深度睡眠才会有肾阴，肾阴越足，则阳气越足，阴不生则阳不长。同时，宋氏抚触也是很强大的综合性补肾手法。

1 功效

宋氏抚触对于孩子的慢性惊吓、胆小、怕生、怕光、夜卧不宁、翻来覆去甚至坐起来大哭等症状有很好的调理作用。另外，这个手法可以使孩子进入深度睡眠，阴生则阳长，故而非常有利于孩子的神经及骨骼的发育，比如长个子，改善孩子注意力不集中、多动等情况。

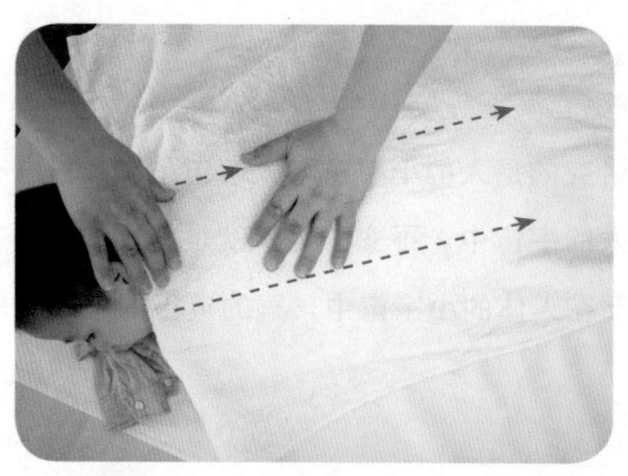

2 手法

此手法不需要找经络和穴位，但是需要重而柔和，以头为上、以脚为下，必须隔着衣服或者被子做，要领是要用心给孩子抚触。

3 手法说明

宋氏儿推是以健脾胃为主导的推拿，只有这一手法脱离于健脾胃之外，是对孩子的调理手法。根据五行肺金生肾水、肺主皮毛，通过隔着衣服或者薄被子对孩子全身由上而下的抚触，有利于改善孩子肺气虚的状态，肺气足则肾水足，肾水足则睡眠深，睡眠深则有利于孩子的生长发育。

这里强调了“睡后”，这是因为这个手法要在孩子睡后10分钟开始做，而且一定要隔着衣服或被子。手法要求抚实，看似简单，但是对孩子身体的调理非常好。深度睡眠对于任何人来说都很重要。人深度睡眠醒来后，会朝气蓬勃、阳气充足。如果翻来覆去、夜卧不宁，孩子的情绪会每况愈下。所以睡后宋氏抚触是关心孩子身心健康最好的手法。

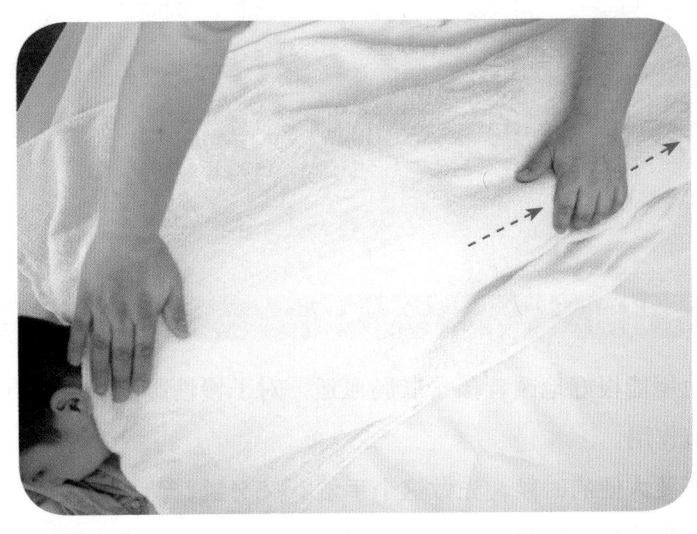

顺时针隔衣搓龟尾

回复关键词“顺时针隔衣搓龟尾”看视频

孩子的龟尾即成人的长强穴（八髎），它对于改善孩子肛肠的血运环境有很好的作用。

1 功效

用于治疗腹泻、便秘、消化不良。

2 手法

顺时针隔一层衣服搓龟尾。孩子的尾骨端即为龟尾穴。

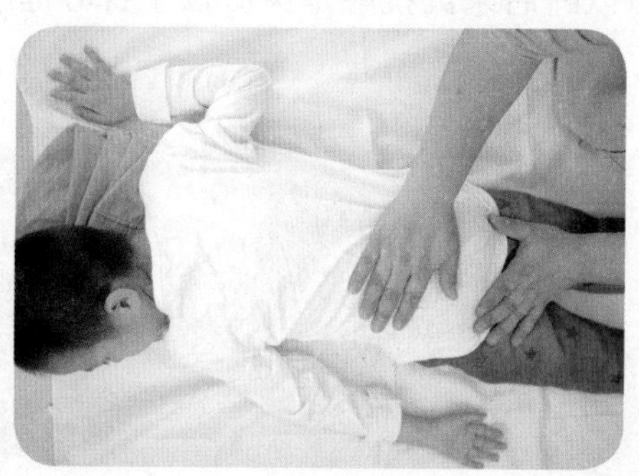

3 手法说明

搓龟尾能很好地改善孩子肛肠血运，对于慢性腹泻和便秘有很好的双向调节作用。

孩子要大便的时候，先做这个手法3～5分钟，然后再大便会比较痛快。这个手法效果明显，适用于便秘、大便带血、肛裂以及慢性腹泻的孩子。该手法可以增强肛周和肛肠血运，类似清补大肠手法的作用。

分推肩胛

回复关键词“分推肩胛”看视频

分推肩胛取中医前病后治、上病下治的理念，它对于孩子的咳嗽和痰多有很好的调理作用。

1 功效

用于慢性的每天都咳但并不严重的咳嗽以及急性咳嗽痰多的调理。

2 手法

沿双侧肩胛缝由上往下做八字推。

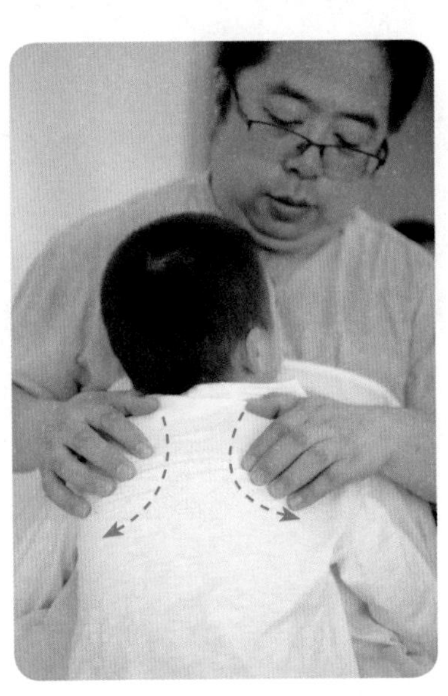

3 手法说明

该手法又形象地称为八字推。沿着肩胛缝由上向下，做向外的弧形推，像“八”字的写法。该手法有很多种姿势，但都是由肩胛缝的最高端往下往外，沿着肩胛缝做弧形推。

倒捏脊

倒捏脊是通过督脉来退烧的很好的手法。它不仅有退烧的作用，也有一定的提振阳气的作用，但是没有调理病因的作用，只是用于退烧的保健调理。它是一个行之有效又不需要辨证的很好的调理手段，但是在孩子发烧期间做倒捏脊，孩子会感到很痛，所以我们宋氏儿推又衍生了另外一个补刮加温灸的调理手法（详见下一章节）。

1 功效

倒捏脊只是用于退烧的调理，并不治本，反复发烧请就医。

2 手法

从大椎两侧开始把皮肤高高捏起，沿着华佗夹脊经和太阳膀胱经，由上往下捏至龟尾再轻轻往前推，如此往来5～9遍。

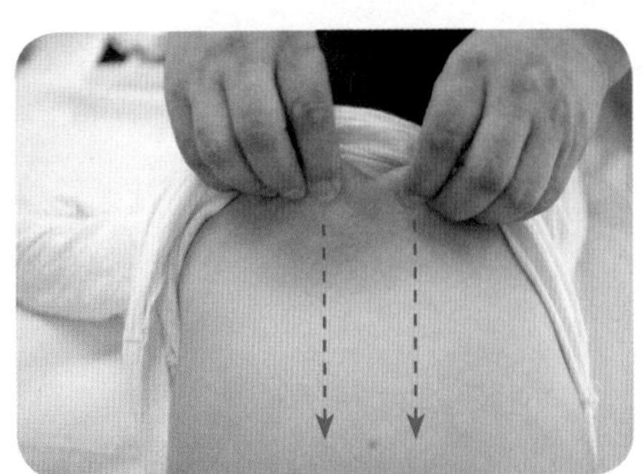

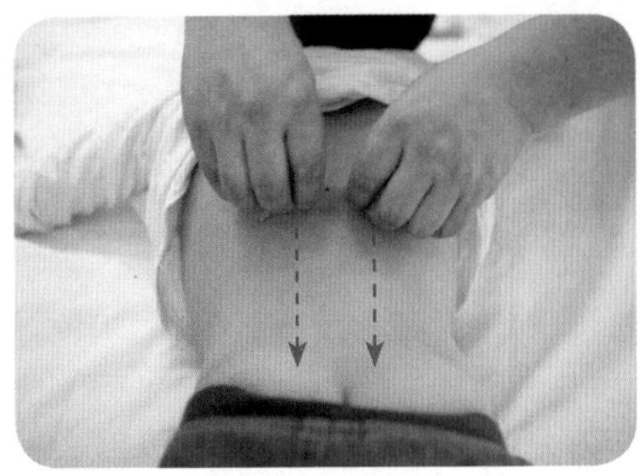

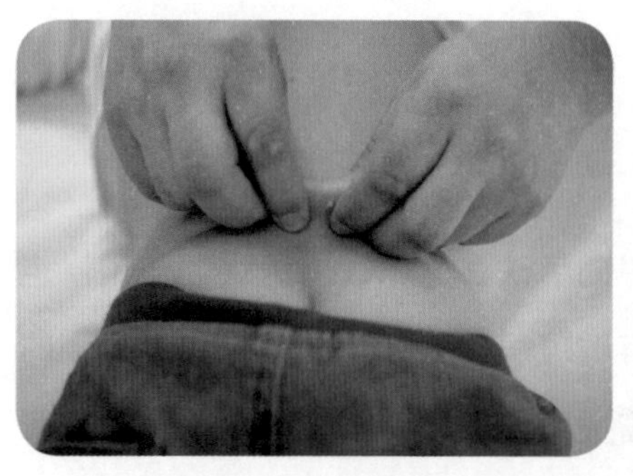

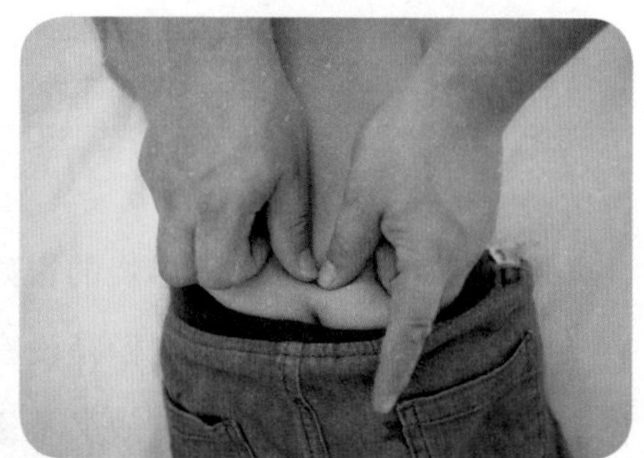

3 手法说明

华佗夹脊经和太阳膀胱经所在的位置即脊柱（督脉）的两侧，老百姓俗称“里脊”，医学上叫竖脊肌，大家知道“里脊”就可以了。

在孩子不生病的时候做这个手法，孩子不痛苦，但是发烧的时候做这个手法，孩子很痛苦，所以很多妈妈下不了手。这个手法退烧效果很好，但是治标不治本。但与吃退烧药不同，倒捏脊不伤阳气，而是通过提振人体阳气退烧。发烧时，倒捏脊3遍后孩子脊柱的沟里全是汗水。一般倒捏脊5到9遍后孩子出汗很多，当然这个过程会伴随着孩子的大哭。因为治标不治本，所以退烧后孩子还会再次发烧。这个手法适用于家庭和旅行的急救。

宋氏升阳退热灸

回复关键词“宋氏升阳退热灸”视频

本手法是在倒捏脊的基础上，加上宋氏补刮和宋氏温灸的综合体。因为倒捏脊太痛苦，所以我们在这些年为孩子服务的过程中，逐渐形成了这一中医适宜技能。

1 功效

用于各种发烧的调理。反复发烧者请就医。

2 手法

与倒捏脊的位置是完全一样的，隔着纯棉衣服或者纯棉布，用补刮棒或家里的瓷勺、瓷碗等，重而慢地由上而下补刮至皮肤微红，然后补刮另外一侧，再用点燃的五行温灸器隔衣平放在孩子后背之上，五行温灸器上面盖上一层浴巾或者薄被。接下来让孩子尽量多喝温热水、焦米粥、面汤等。

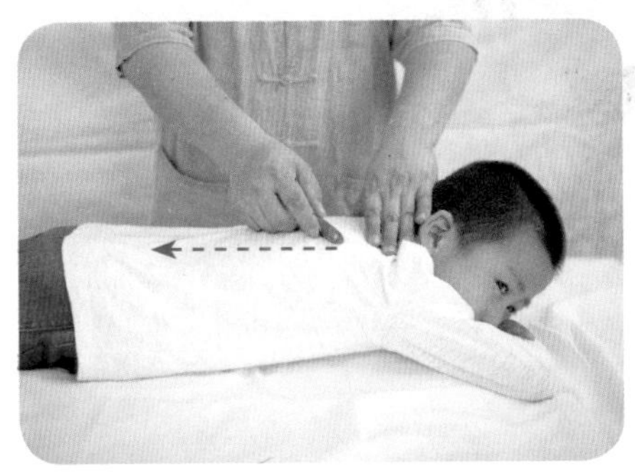

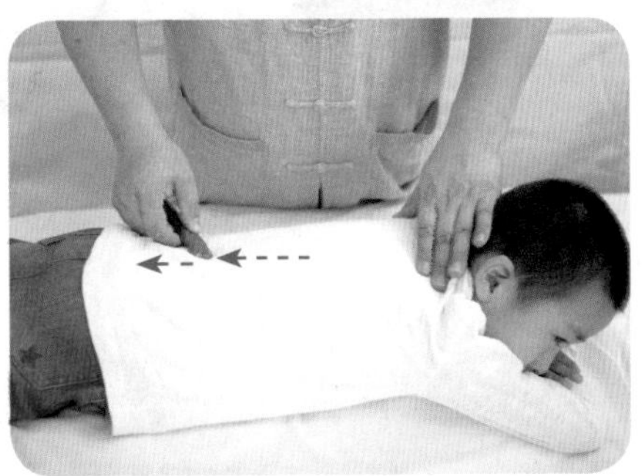

3 手法说明

这是一个真正通过提振阳气来达到对发烧调理的很好的中医适宜技能。孩子皮毛未固，不建议直接刮孩子的皮肤，所以运用宋氏补刮的方法隔纯棉衣在重而慢的基础上刮至皮肤微红即可，这样不仅对孩子没有伤害，而且还调动和激发了经络之气。

宋氏升阳退热灸的手法是一个升阳扶正退热的方法，对于无论何种病因引起的发烧都有一定的协同根除作用。这里说明一下，宋氏补刮手法要求重而慢，成人需要隔刮痧油刮拭，孩子则隔着纯棉的衣服刮拭。

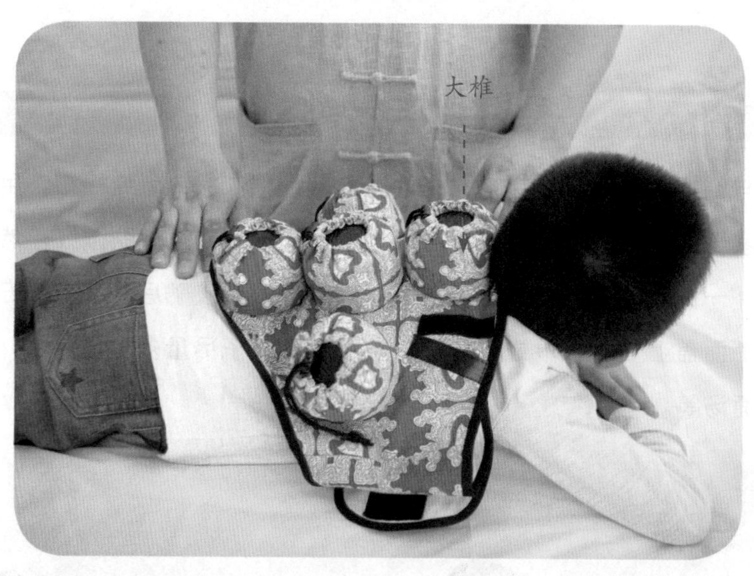

捏脊

回复关键词“捏脊”看视频

捏脊俗称捏积，又叫捏积疗法，沿着督脉由龟尾穴至发际结束，这是我们中国最经典、最接地气的小儿调理技能之一。我在服务全国各地妈妈和孩子的过程中，在传统捏脊的基础上有所创新，每一遍最后，捏揉风池穴和风府穴各3下。由于捏脊对于虚不受补的孩子易造成便秘，我们采取了两下三上和三下两上的调理方法。这一手法受到了全国很多家长的认可。

1 功效

疏通经络，调理阴阳，促进气血运行，改善脾胃功能，增强机体抗病能力。

2 手法

从龟尾开始，到发际结束。开始手法要轻柔，孩子被捏舒服后，逐渐加力。前三遍只捏不提，后两遍，连捏带提。龟尾第一提要轻，进入腰区即第二提（腰区提的手法要稳准狠，先收紧皮肤再提），然后往上捏三下，到第三次把皮肤收紧后进行第三提，然后再往上捏三下，进行第四提。第四提完了之后，就往上捏，直到大椎穴附近每一下都轻轻地一提，捏揉三次双侧风池穴和风府穴，直到发际结束。

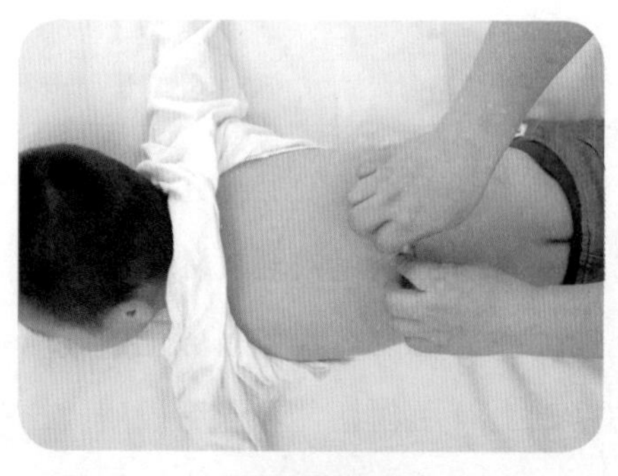

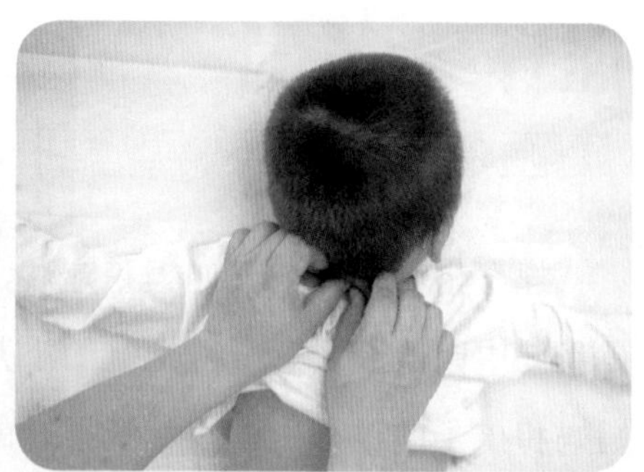

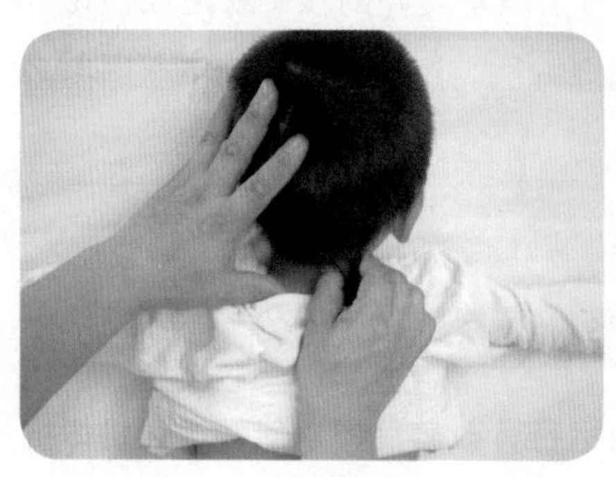

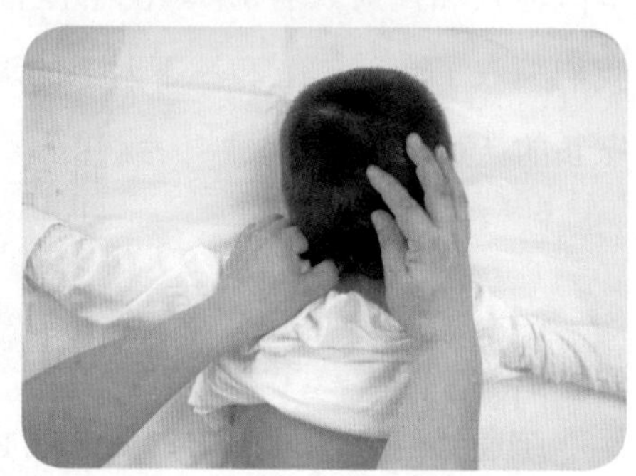

3 手法说明

每一遍动作结束，都要捏揉三次双侧风池穴和风府穴。风府穴居中，风池穴居于两侧，也就是我们大家耳熟能详的后脖根的两根大筋。每一遍捏脊之后都轻轻地捏揉三次两侧的大筋即可。

第四、五遍时，连捏带提。龟尾处是第一提，此处是轻轻往上提一下。进入腰区后是第二提，往上捏三下后第三提，再往上捏三下后第四提，此处的第二、三、四提是收紧皮肤后猛提，也就是迅速提起，迅速落下。这里提醒一下，大家不要追求响声，只有非常熟练的人才会在提的时候出现啪啪的响声。从大椎往上到后脖根是捏提，也就是捏住往上轻轻一提。因为颈椎纤细，腰椎粗大，所以颈椎处是捏提。

睡前搓后背及肾区

回复关键词“睡前搓后背及肾区”看视频

睡前为宝宝搓后背及肾区，从大椎及大椎两侧开始从上往下，可引火下行、引阳归元，为补阳而不上火之妙法也。宋氏搓后背及肾区可以搓至龟尾，把宝宝自身的阳气引入肾区及龟尾，一部分补肾中之阳，一部分储于龟尾，为明天阳气的初升而备。

1 功效

此手法不仅可以为孩子睡后止汗，还可以帮助孩子长个子，促进孩子正常的生长发育。

2 手法

第一步：从大椎开始向下搓，随高就高，随低就低，从手热算起，搓3分钟。

第二步：横着来回搓肾区即腰部。

第三步：左右肾区，由下往上再搓热。

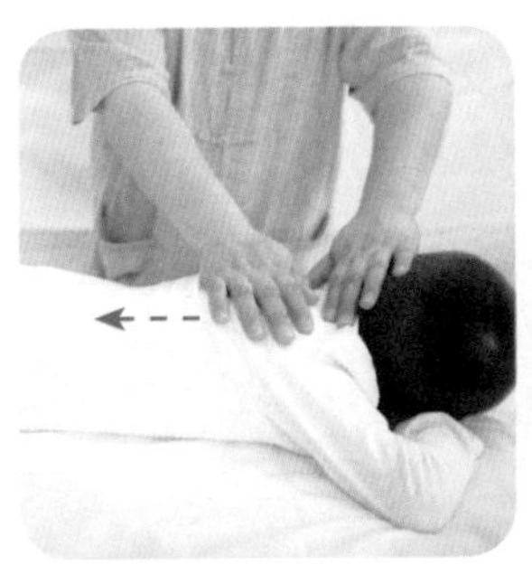
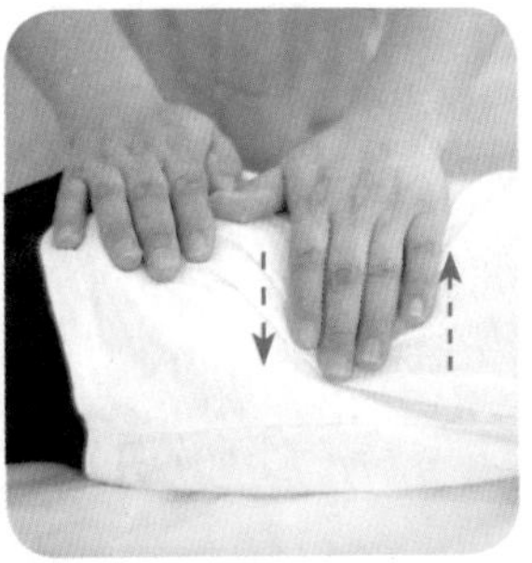
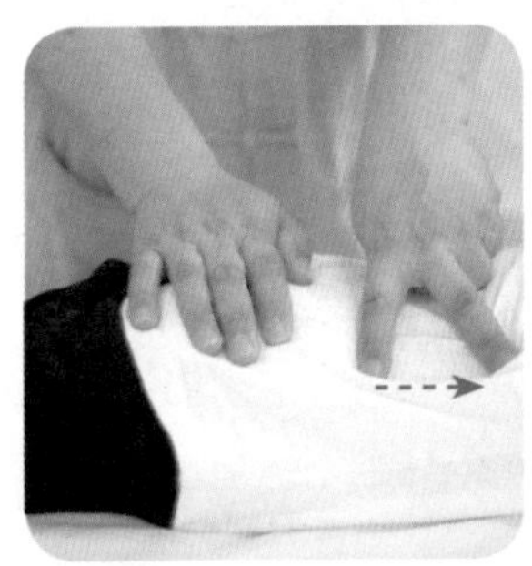

3 手法说明

大拇指沿着脊柱即督脉，手掌和其他四个手指正好沿着双侧的华佗夹脊经和双侧的膀胱经由上往下地把孩子运动一天所积蓄的阳气引入龟尾穴及两侧的肾中。

搓后背是把阳气储存在龟尾穴或成人的长强穴。但是长强穴储备阳气的能力有限，可以再加上肾区，就是先横着搓腰，再分别从下往上搓两侧肾区。如此，把阳气储备在长强穴和肾两个地方，成了肾阳之气。这样不仅睡前做了心肾相交手法，同时还储备了阳气。该手法不仅适用于孩子，也适用于成人，尤其适用于气血虚的成年人。

这里说一个真实的案例。曾经有一位妈妈和我说这个手法没效果，当时我告诉她只做搓后背，结果当天晚上孩子夜尿了。家长非常惊讶，说孩子从来不夜尿。我告诉她不要担心，今天晚上再做搓后背及肾区，就不会夜尿了。所以说，有些手法的正面效果不可能立竿见影，但不代表没有效果。目前，有很多家长一直坚持给孩子做这个手法，可见该手法的效果很好。

手灸

手灸是宋氏手法中的一个组合型手法，操作简单易学，调理效果不错，没有任何副作用，升阳而不会上火，主要穴位有：百会穴、大椎穴、神阙穴（肚脐）、中脘穴、龟尾穴等。手灸主要用于6个月至1岁以内的孩子，把双手搓热平实放在孩子指定穴位之上，时间约3～10分钟。（手脚搓都搓不热的忌用此方法）

足少阴肾经的井穴是涌泉穴。涌泉穴大家很熟悉，但劳宫穴却常常被人忽视。劳宫穴是手厥阴心包经的荥穴，也是唯一的火穴，也就是说，即使手脚冰凉的人这个地方也是热乎的，而手灸用的就是这个穴位。当然手脚冰凉的人不适合给别人做手灸。手灸主要适用于6个月以内的孩子，对大孩子和成人也有效。手法有：手灸囟门、手灸大椎、手灸肚脐、手灸百会、手灸龟尾和手灸中脘。

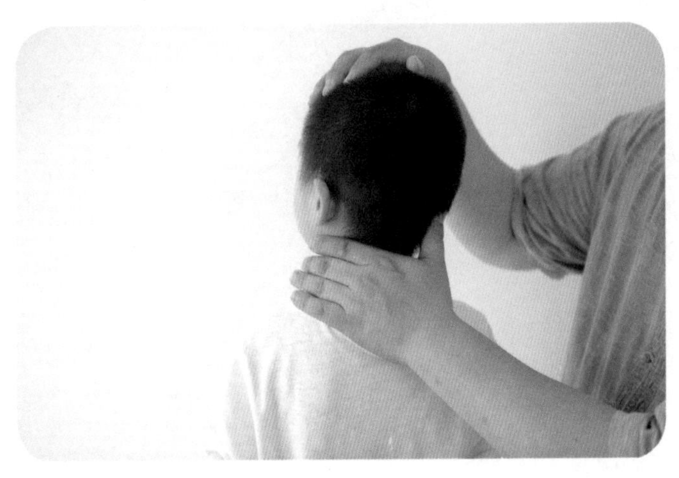

手灸囟门：可以提振中气，也就是提振脾胃之气，适用于囟门微微下陷的孩子。每天可以多次手灸囟门，每次1～2分钟，不要超过3分钟。因为超过3分钟，孩子容易出汗，也就是升阳过了。该手法同样适用于6个月以内的孩子出现38.5℃以内发烧，手法简单，但力度很重要。手要平实地捂在囟门上，不要影响孩子头的转动。

手灸大椎：注意隔着棉衣。对于6个月以内孩子出现打喷嚏、流鼻涕、38.5℃以内的发烧，可以手灸囟门3～5分钟，再手灸大椎5～10分钟。

手灸肚脐：肚脐就是神阙。

手灸百会：先介绍一下百会的位置。两只耳朵往前对折，上面有个尖，这就是耳尖。两个耳尖连线的正中间就是百会。2岁以上的孩子囟门闭合，可以手灸百会。该手法可用于脾虚的孩子保健，时间1～3分钟。这里需要说明一点，手灸不同于针灸，大家不用担心穴位找得不够准确，在成人手掌范围内把穴位覆盖到就可以了。

手灸神阙

1 功效

有多方面的效果，具有很好的双向调节作用，首先有利于整个胃肠道功能的改善和修复，其次有利于整个脏腑气血的调理。胃肠道即第二大脑，所以手灸神阙亦可以调理肠绞痛及各种腹泻、呕吐等。

2 手法

把手搓热隔一层棉衣用手掌捂在肚脐上，随着孩子呼吸的起伏而起伏，操作的时间越长越好，一般5～10分钟。

3 手法说明

神阙穴即我们俗称的肚脐，不存在取穴的任何障碍。用手掌隔衣捂在神阙穴上，是因为我们手掌中心有一个火穴——内劳宫穴。神阙主调脾胃，归属五行之土，劳宫穴为火穴，故而取五行相生，火生土之意，随呼吸升降而升降，从而极大地补充和激发孩子的自愈能力。

手灸百会和大椎

1 功效

除提振阳气以驱邪之外，还用于流涕、鼻塞、轻度咳嗽低热以及婴幼儿脱肛等的调理。

2 手法

把双手搓热，先用手捂在孩子的百会上，时间3～5分钟（5～10分钟用于低热的调理）；然后把手搓热捂在孩子的大椎穴上，时间5～10分钟。（手脚搓都搓不热的忌用此方法）

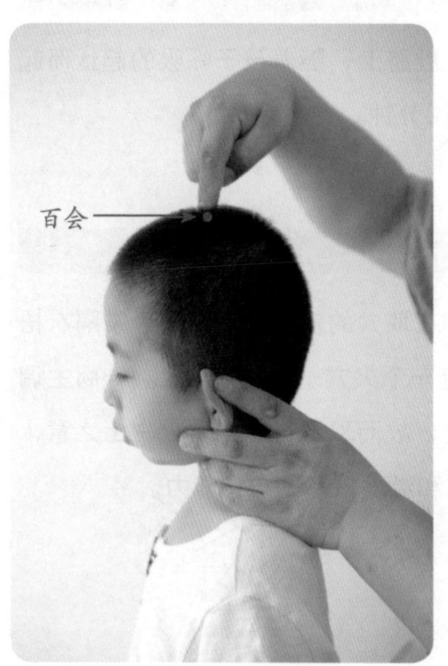

百会

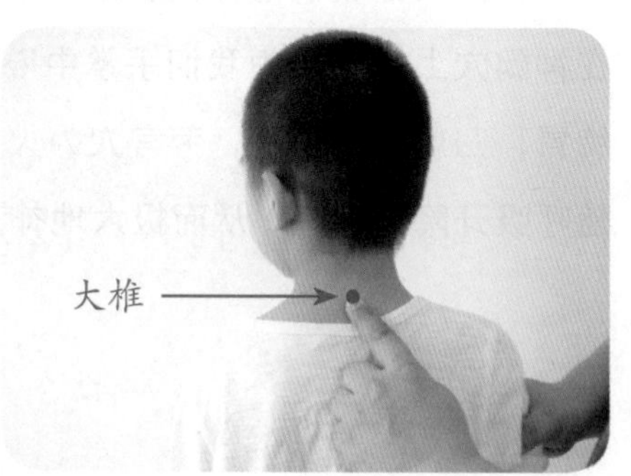

大椎

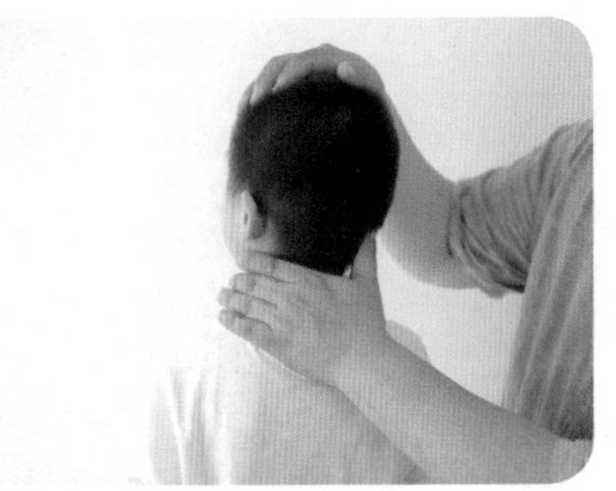
捂百会和大椎

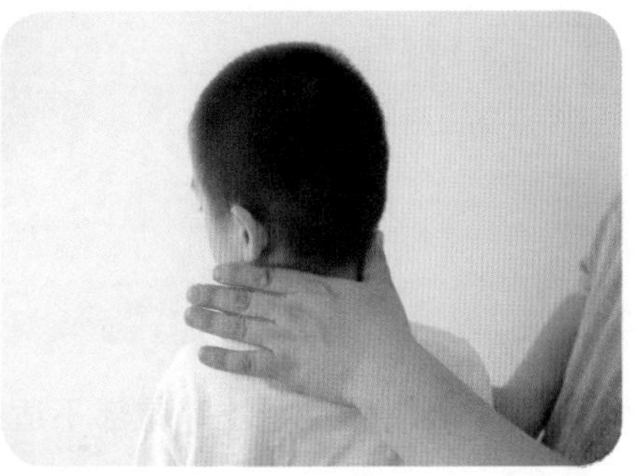
捂大椎

3 手法说明

双手搓热以后，将手平实放在百会之上，但不要影响孩子头颅的转动。

手灸中脘

1 功效

用于肠绞痛及呕吐等胃部不适的调理。

2 手法

把手搓热隔一层棉衣用手掌捂在中脘穴上，5～10分钟即可。中脘穴位于肚脐直上，孩子的四横指位置，也可以找肚脐和心口连线的中间点。

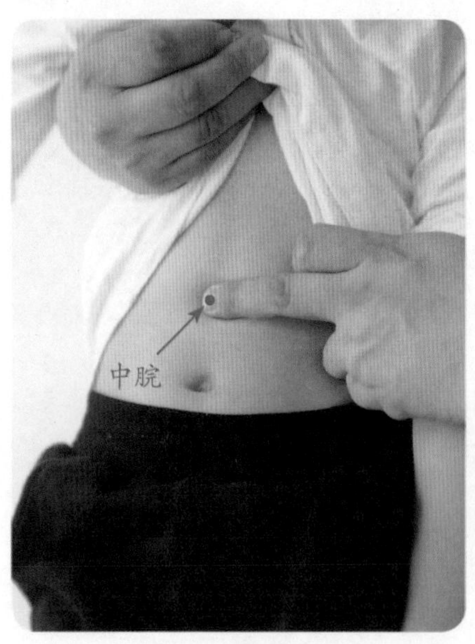

位置

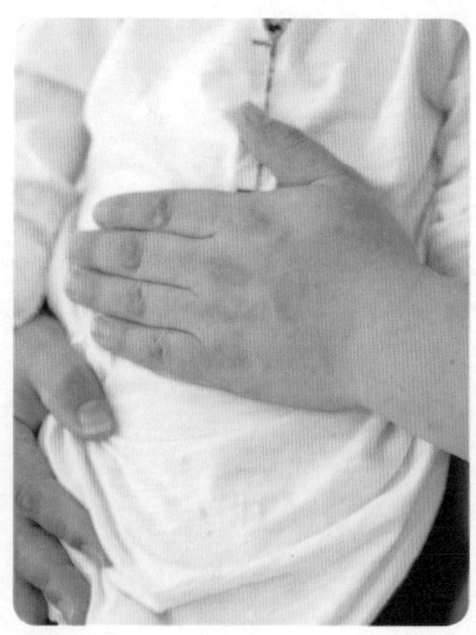
捂法

手灸督脉

1 功效

升阳、补阳、提高免疫力。督脉位于从大椎到龟尾脊椎处。

2 手法

将手掌搓热隔衣服由龟尾开始向上灸到大椎结束。

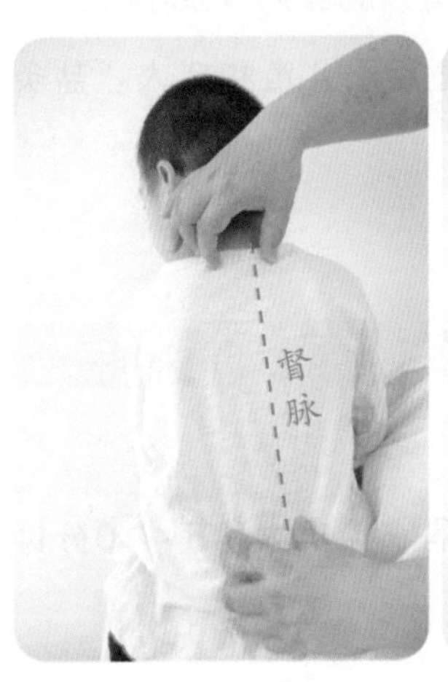

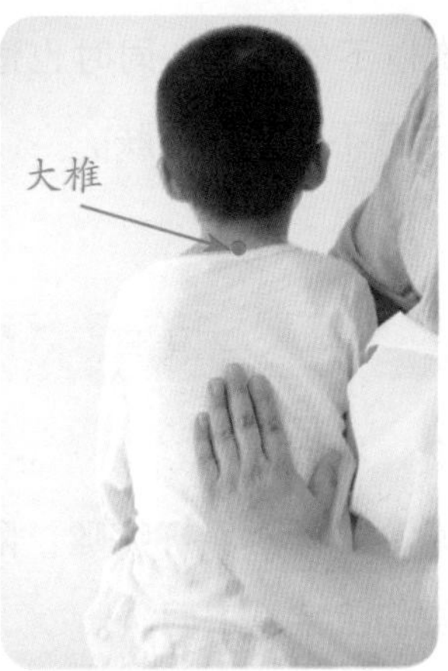

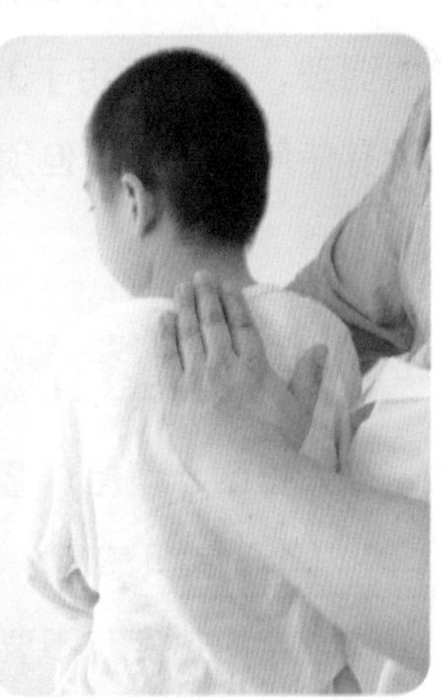

3 手法说明

手灸督脉一般用于免疫力低、经常得病的孩子，能够提振正气，促进孩子生长发育，是一个非常好的保健手法。

盐灸

盐味咸入肾经，肾为先天之本，咸为先天之本味。盐被广泛应用于各大菜系及食品暂且不说，其外用调理价值，自古被历代医家所推崇。把盐炒热，热敷穴位、经络、病患处的盐灸是宋氏绿色自然疗法之一。

1 功效

盐灸可用于宝贝流鼻涕、感冒、发烧、腹泻、肠绞痛以及小儿疝气的调理，不仅适用于3岁以下的宝贝，同时也适用于儿童和成人。盐灸没有任何副作用，但须注意不要烫伤皮肤。

2 盐灸部位

大椎区、龟尾、督脉、神阙穴等。

（1）宝贝感冒、流涕、鼻塞、打喷嚏：隔衣盐灸大椎5～10分钟（注意盐的热度，不要烫伤宝宝，下同）。

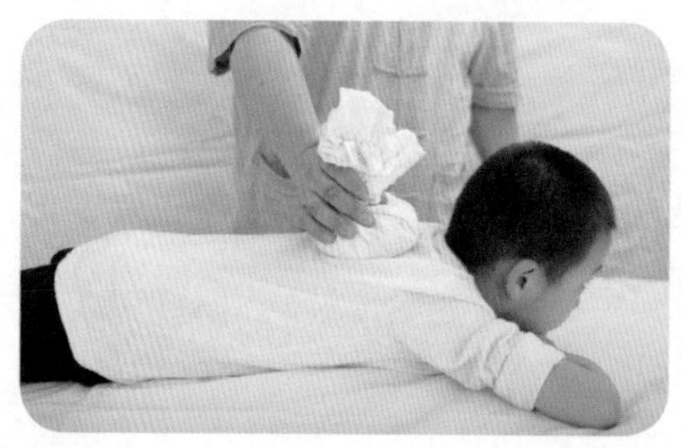
盐灸大椎

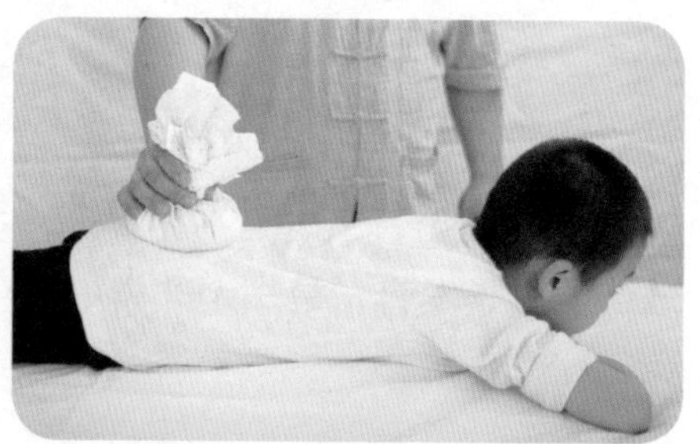
盐灸龟椎

（2）发烧：隔衣盐灸督脉（大椎穴到龟尾穴），注意适当饮水，以额头出汗为宜。

（3）腹泻：广泛用于各种腹泻，盐灸神阙穴配以龟尾穴3～5分钟。

（4）肠绞痛：将大盐（腌咸菜的盐）炒热，加入花椒3～5克炒约3分钟，有花椒香气即关火，放温，盐灸中脘穴、神阙穴各3～5分钟。

（5）小儿疝气：宋氏家传外敷方，500克大盐炒热，加入橘核20克继续炒约3分钟，最后加入小茴香10克炒至香气浓烈关火，放温（注意盐的热度，不要烫伤宝宝）。隔衣灸神阙穴（即肚脐）10～20分钟、小腹（即关元穴）10～20分钟。适用于小儿疝气（包括鞘膜积液）、脐疝、腹股沟疝等，不分男孩儿女孩儿。

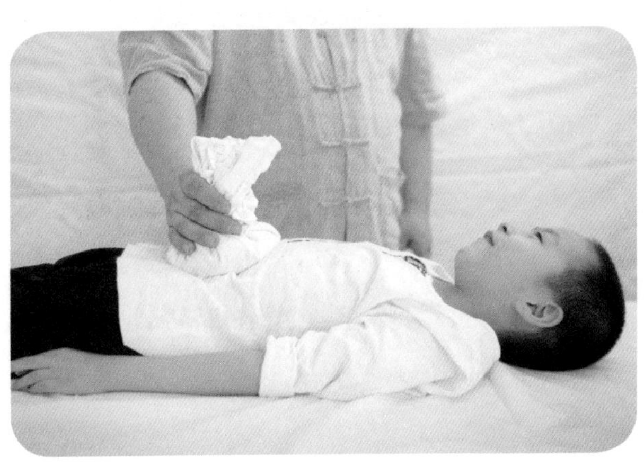

盐灸肚脐

3 手法说明

盐最好选用大青盐，其次是海盐，如果没有也可以用家里的食盐代替。

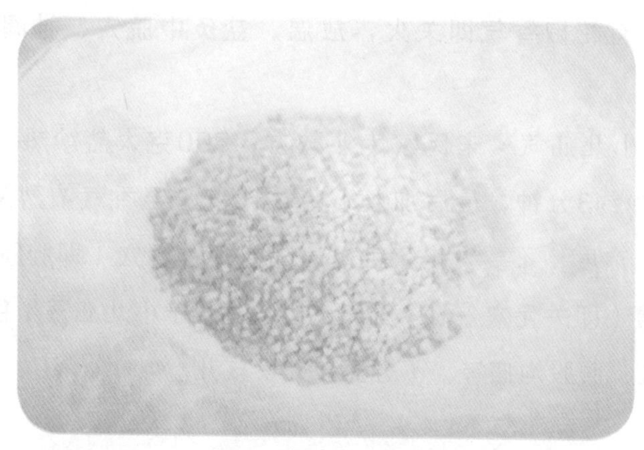

吮痧

吮痧分为：轻痧，以皮肤红为度，每天1次；中痧，以皮肤紫红为度，隔天1次；重痧，以皮肤黑紫为度（一般不建议重痧）。吮痧对孩子没有任何伤害，对家长可能会造成口舌生疮、头晕心悸等情况，望谨慎用之。

1 功效

升阳祛邪，清热解毒，用于咽喉肿痛、咳嗽有痰、鼻炎等的调理。

2 吮痧部位

天突区、大椎区、双侧风池穴和风府穴、眉心穴。

（1）感冒、咳嗽、发烧时：吮痧天突区、大椎区配以双侧风池穴、风府穴。

（2）婴幼儿鼻炎：吮痧眉心穴配以大椎、肺腧穴、双侧风池穴、风府穴。

（3）咽喉肿痛、咳嗽有痰：吮痧双肺腧、大椎、天突穴。

以上吮痧，轻痧每天一次，五天为一个疗程；中痧隔天一次，五次为一疗程。

3 手法说明

可用于3岁以内的孩子，操作者在吮痧前、吮痧后均用凉白开水漱口。

大补脾

回复关键词“大补脾”看视频

此手法基于我对宝贝们脾胃的重视，是在全国为广大家长和孩子服务过程中总结出来的，没有副作用，是普遍但又个性化的手法。它不受季节、时间、有病无病、醒来或睡后的限制。

1 功效

用于脾虚、脾胃不和的宝宝。

2 手法

清补脾5分钟、逆八卦5分钟、运板门5分钟、来回推四横纹5分钟、膊阳池3分钟。

3 手法说明

如做大补脾大便干燥者，为虚不受补，改用食疗，一天最少一次焦米粥。且在大补脾的手法中，把运板门改为清板门5分钟、来回推四横纹和膊阳池之间加推六腑3分钟，即清补脾5分钟、逆八卦5分钟、清板门5分钟、来回推四横纹5分钟、推六腑3分钟、膊阳池3分钟。

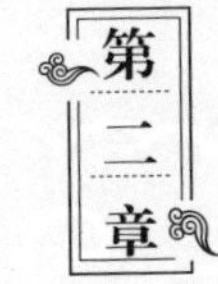

四季保健

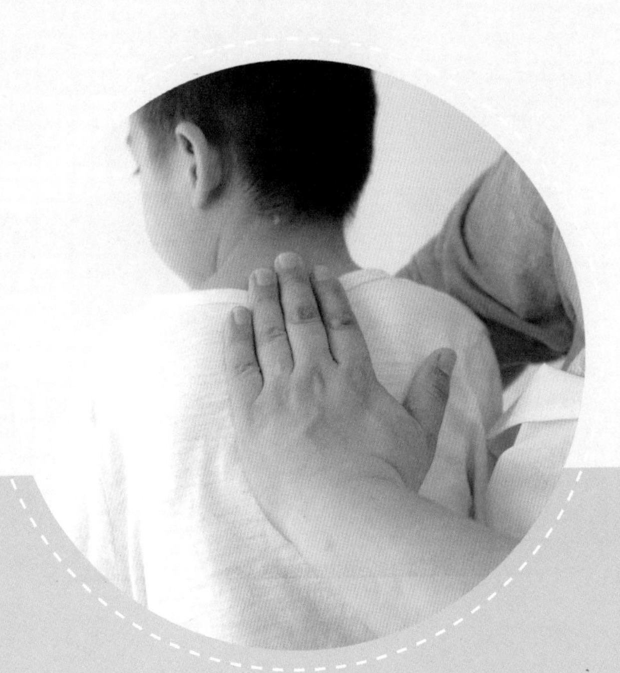

CHAPTER 2

MASSAGE

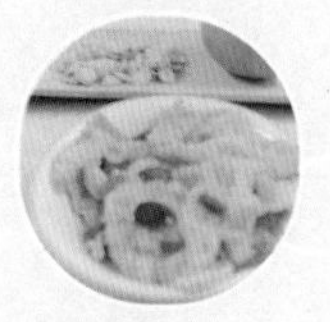
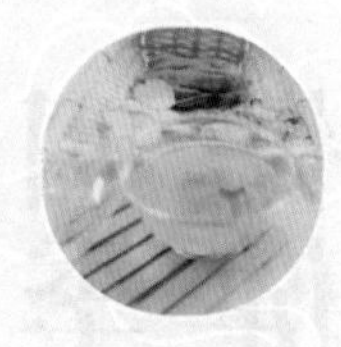
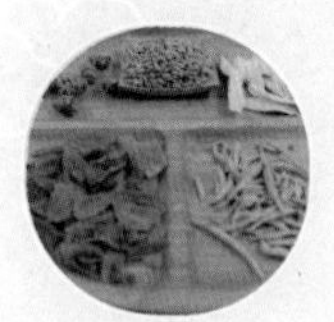

我的师父——当代膏方宗师国医王凤岐教授，在继承和总结师祖“秦内经”秦老的医学和临床理法方药的基础上，创立了三元学说。我们在临床和养生乃至中医的传承方面，都是站在天、地、人的高度去感悟中医的真谛。在多年的临床实践，以及最近几年为全国家长和孩子的服务中，许多患者都和我一样，形成了春天喝春之饮、夏天喝夏之饮、秋天喝秋之饮、冬天喝冬之饮的习惯，也都深受其益。可见，一个个小小的食疗，参悟了中医学之奥妙，让很多家庭受益。

春季

冬至一阳生，经小寒、大寒到立春，内热上越，内在的阳气往上升腾，外加初春之时的春寒料峭，寒热互结于咽喉部，故而此时咽喉肿痛、咳嗽发烧的人剧增。春温乍升时要忌油炸干果，尤其是姜（专指初春）。

四季细分为二十四节气。孩子脏腑娇嫩，形气未充，尤其是肺脏更加娇嫩。肺主治节，所以很多脾胃虚弱、肺气虚弱的孩子，每到季节变化的时候就会生病，好像这个节点总是逾越不过去。

肺主治节，肺气足了，对于每一个节气都能顺应变化；肺气不足，就难以顺应变化而生病。

春天主风，风邪不定。对于孩子来说，春天往往是多病的季节，同时春天也是对于孩子的情绪要格外关爱和呵护的季节。《黄帝内经·四气调神大论篇》中说："夜卧早起，广步于庭，被发缓形，以使志生，生而勿杀，予而勿夺，赏而勿罚，此春气之应，养生之道也。"你给孩子的东西"出尔反尔"，你本来答应奖赏孩子却又惩罚孩子，本来应该是缓形，要舒缓不要过于急躁，但是你却天天发脾气，天天暴躁，搞得孩子情绪也是非常差劲，这样会对孩子的身心和情绪造成很大的伤害，不利于春天的养生之道。所以在春天，家长一定要高度重视孩子的情绪和身心的问题。

春季保健手法

（1）宋氏抓腹；

（2）睡前搓后背及肾区；

（3）宋氏儿推手法：小天心3分钟、清补脾5分钟、清肺5分钟、逆八卦5分钟、清板门5分钟、四横纹5分钟、膊阳池3分钟。

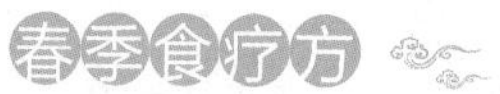

一、银耳羹（春分之前）

做法：银耳10克、百合10克、太子参6克、石斛3克、莲子（去芯）10克，加少量冰糖或酸甜味重的梨2个，煨至银耳半化或全化，饮其汁即可。银耳、百合、秋梨润肺而降痰，太子参润肺、健脾胃。

二、乌梅冰糖水（谷雨到小满）

乌梅冰糖水：乌梅和冰糖1：3煮水。

做法：先泡半个小时，大火烧开转小火30分钟，出锅前加点盐。温服凉服均可。

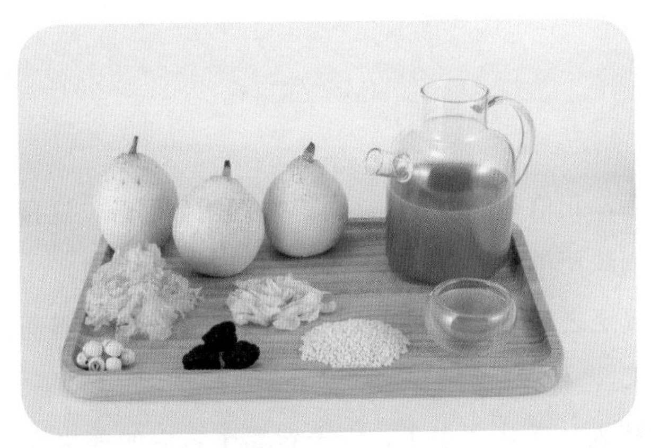

三、乌银汤（惊蛰到清明）

脾胃虚弱、肺气不足的孩子和老人，惊蛰到清明间常会郁热而发烧、头痛、神昏、咽喉不利、咳嗽气逆、呕吐、生疮长疱。凡去年秋冬养阴不足、辛辣过度、保健用了温补之药、冬天闭藏不足的，一定要喝乌银汤。乌银汤润肺抑火，滋阴以平木气。

做法：银耳30克、乌梅2个、莲子肉9克、百合15克、糯米10克、鸭梨（去核）3个，多加水炖2小时。喝汤即可。

夏季

谷雨之后，正值春雨贵如油之时，气温明显回升，这预示着马上就要进入高温而缺雨的季节——夏天，这期间流行病多发，一直到芒种达到顶峰；从夏至之后乃至整个三伏，流行病烟消云散，继而进入了湿热难耐的三伏天。

我们现代人坏毛病太多了，完全背离了古人的养生标准。《黄帝内经》说得特别生动、特别浪漫："夜卧早起，无厌于日"，不要特别厌烦天气怎么这么热；"使志无怒"，不要烦躁、不要生气；"使华英成秀，使气得泄，若所爱在外"。在这个季节作为孩子最亲爱的家长们可不要怒气中生，不要着急、生气、厌烦，要"使志无怒，无厌于日，使华英成秀"。夏天一片繁茂之象，要领悟《黄帝内经》浪漫的一句，"使气得泄"——让湿气、湿邪之气宣泄出去，即必须以汗的形式，"使气得泄，若所爱在外"。此"夏气之应，养长之道也"。

可我们现在呢，有孩子在嘛，空调开28℃吧，否则我想开18℃。足见您绝对没有无厌于日，您非常厌恶如此酷热的天气，您绝对的使志有怒，绝对没有做到使志无怒。这样的情绪，对孩子夏季的健康很不利。

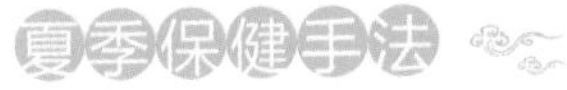

（1）捏脊；

（2）宋氏抓腹；

（3）睡前搓后背及肾区；

（4）宋氏儿推手法：点按二马、外劳宫各30次，补脾、补肾各5分钟。

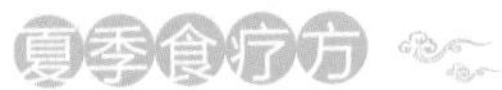

一、秘制乌梅饮（芒种到处暑）

做法：乌梅20克（五六个）、焦山楂20克、冰糖30克、食盐3克、水600毫升。先泡半小时，大火烧开，小火再煮20～30分钟。温服凉服均可。

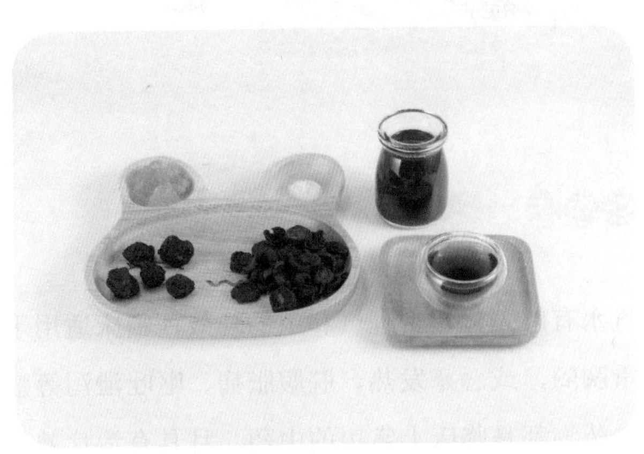

二、传统精制乌梅汤

乌梅上升到五运六气的角度，它的作用就大道至简了，乌梅酸收利胆，引气右降，有利于左升右降即气的升降出入。夏天厥阴风木正盛，极易高烧、过敏，甚至瘟疫流行，乌梅汤可生津止渴、醒脾开胃、理气调中、燥湿化痰。

做法：乌梅50克、山楂50克、陈皮20克、玫瑰茄20克、甘草20克、冰糖约20～50克（酸甜适中即可）。除冰糖外，其他四味药先泡1～5个小时，大火煮开后转小火再煮1～2小时，小火煮时加入冰糖，最后加入5克食盐，放凉饮用即可。

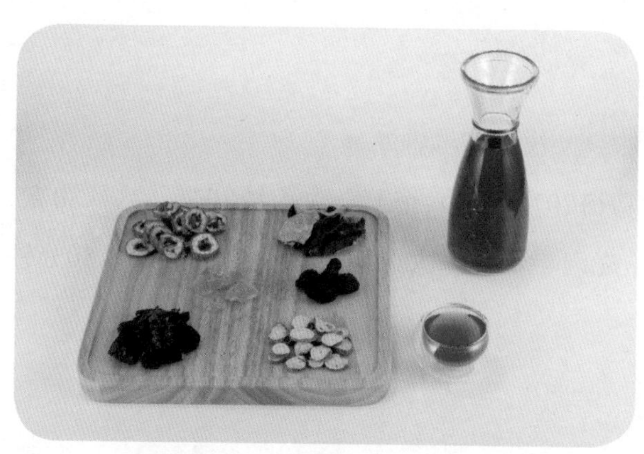

夏季经典外治法

藿香正气水有解表化湿、理气和中的功效，临床适用于治疗暑湿感冒、头痛身重胸闷，或恶寒发热、脘腹胀痛、呕吐泄泻等症状，治疗效果显著。方中药物都是临床上常用的中药，且具有治疗效果显著、副作用小、使用方便等优点，有需要的患者可以放心使用。

（1）水土不服、晕车晕船：夏天是旅游的高峰期，为避免外出时水土不服，出现消化不良、呕吐、腹泻等胃肠道不适问题，带上一盒“藿香正气”有备无患。藿香正气水（液）具有解表化湿、理气和中的作用，出现上述症状时，每次服10毫升，每天3次，能够缓解症状。不能喝的可以敷肚脐！可用医用棉签蘸取藿香正气水，直接外涂肚脐，或将药液敷于肚脐内，效果很好。

（2）空调病：夏天冷风吹多了，也会受寒感冒，或腹痛、腹泻。内服各种剂型的藿香正气水均可。服用藿香正气水的小窍门是倒入杯子中，另外再准备好一杯水（糖水也可），屏住一口气，将藿香正气水一口喝下，不要喘气，立刻喝两口水咽下，第三口水漱口吐掉，此时可以喘气了。如果口中还有异味，可以继续漱口。

（3）蚊虫叮咬：用适量的藿香正气水外搽患部3～5分钟，很快就能消除瘙痒。

（4）湿疹和汗疹：用藿香正气水外涂皮损处，每天3～5次，连用3～5日。

最后要提醒，酒精过敏者忌用！司机、孕妇、皮肤过敏者慎用。口服还可以服用藿香正气软胶囊，切记不可服用藿香正气胶囊！

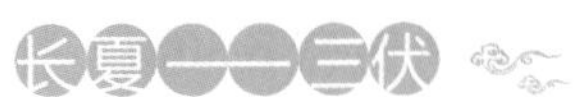

三伏是四季中“隐形”的一个季节。在五行当中，春天属木、夏天属火、长夏属土，长夏即三伏。三伏天是宋氏妇科调理的关键时期，三伏天进行月子病的调理、慢性病的调理、重大顽固性疾病的调理是宋氏家传的“小秘密”。三伏天是天地氤氲、万物化醇之时，此时天地之气正与我们人坐月子时的环境是一致的。我常说：“三伏天是天地在坐月子。”

我父亲常跟我说，他小时候一到三伏天，我太爷爷就给人家调理妇科病、月子病。我们村现在流传着一个故事，我太爷爷因为调理妇科见长而手头宽裕，在年轻的时候出去花钱，得雇人背着钱袋子。也许是家族的这种传承，又使我把妇科重新发扬光大起来，进而把儿科也做了起来，所以三伏调理是我们一年当中调理的重中之重。

有一个健康的孩子，首先要有一位健康的妈妈，母爱的伟大时时刻刻感动着我。我的母亲虽然脾气不好，但是我特别敬重我的母亲。她从小对我的教育对我产生很大的影响，所以对于母爱的这种感恩，使我对妇科的学习和精进有了无限的动力，再加上这种三伏调理月子病的家族传承，所以对三伏调理我尤为专注。

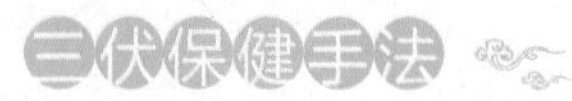

三伏保健手法

（1）早上捏脊；

（2）宋氏抓腹；

（3）睡前搓后背及肾区；

（4）宋氏儿推手法：小天心5分钟、点按二马和外劳宫各30次、补脾5分钟、清板门5分钟、腆阳池3分钟。

手法组合说明：

小天心在这里就是生津，因为三伏天人们出汗出得特别多。二马、外劳宫在三伏天中内寒比较重，很多大人孩子内寒都比较重，因此我们要用上二马和外劳宫。夏天我们势必会吃很多凉的东西，因为太热的东西我们吃不了，所以因为凉性下陷要补脾5分钟，清板门和补脾在这里是标配。该补的时候一定要补，因为吃得太凉或者温凉，所以我们要补脾，顾护我们的中气。

清板门具有强有力的清胃作用，有利于食物的下排及运化。最后是膊阳池，膊阳池升清降浊，把浊邪降掉，把有营养的东西给留住，并且给升上去。

三伏调理食疗方

一、当归生姜羊肉汤

做法：当归15～45克、生姜30～75克、羊肉30～50克，加水2000～4000毫升煮到还剩600～1200毫升，每次服用200～400毫升，分三次温服。三五天一次即可，喝汤吃肉。

功效：温中养血，祛寒止痛。“冬吃萝卜夏吃姜”，我们中国有一个传统，吃扶阳来补阳气，三伏的当归生姜羊肉汤里生姜是很应季的食材，羊肉更应季不过。

注意事项：

（1）阴虚有热、温盛中满者不宜用本汤。

（2）发烧、上火、咽喉疼痛者忌用。

（3）大多数人都可食用，尤其是年老体弱者。

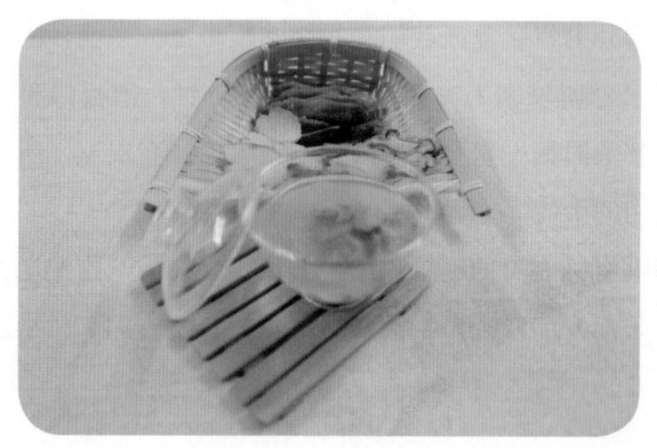

二、桂圆大枣生姜有盐茶

做法：桂圆肉15克或者鲜桂圆30克、生姜（一元硬币大小）7片、大枣3个撕开、食盐3～5克，加一天饮用水量，煮至枣烂为止，自然放凉去渣后服用。

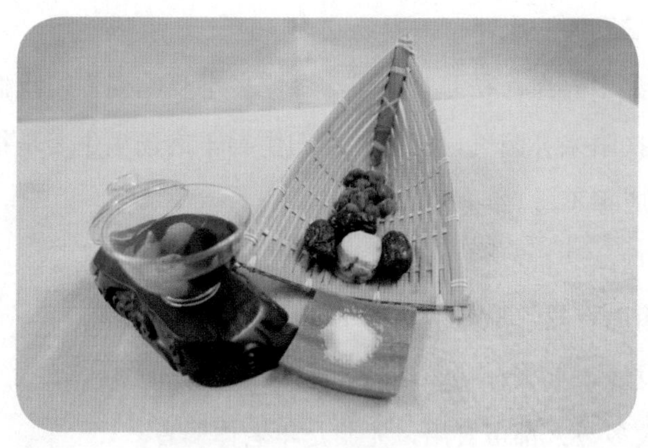

三、绿豆西瓜皮茶

做法：西瓜翠衣（西瓜皮只要无红瓤即可）150克、绿豆50克、金银花5克、乌梅1颗、生姜5片，加水约1500毫升煮半小时，放凉饮用（可加适量白糖调味）。

功效：生津止渴，尤其对于小儿“夏季热”的反复低烧有很好的调理作用。

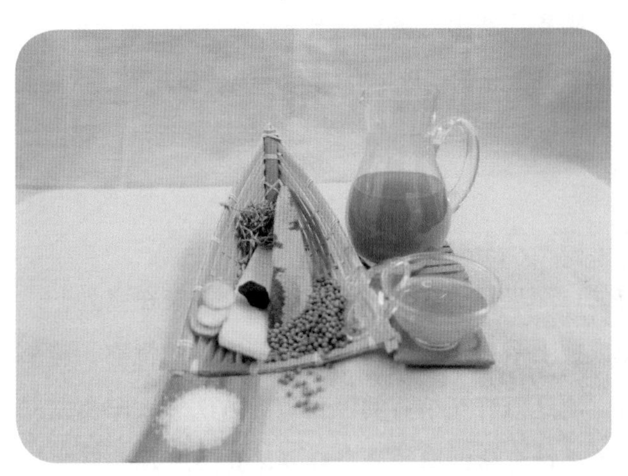

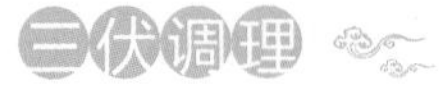

三伏调理

三伏饮食四个要点：多酸多甘（如乌梅汤系列）、补气去火（归芪水花茶系列和金银花露）、新鲜干净、补水养生。

贴心小叮咛：三伏期间，食物以清淡、易消化为宜，少吃油腻、生冷和辛辣的食物，少饮酒、少抽烟、少沾冷水。宝宝尤其不要吃冷饮，不要玩冷水，尽量不开空调，即使开空调，也不要低于26℃。另外，要做好心理调节，要静心、安神、戒躁、息怒。

三伏调理四大方式：三伏贴、太阳灸、温灸、泡脚。

一、三伏调理之三伏贴

近十几年来，全国各大医院在数以亿计的三伏贴贴敷过程中，证明了中华医学的博大精深。中华医学始终主张冬病夏治、上病下治、前病后治等大格局医疗指导思维。这里的“冬病”是指慢性病、顽固性疾病，因为病久则寒，寒则为冬之主气。

我家传医术善于三伏调理，有成人三伏贴和儿童三伏贴两种，全国各大医院三伏贴的分型也各有不同，在三伏天请就近贴敷即可。

二、三伏调理之太阳灸

操作方法：端坐阳台（没有风的地方，严禁在室外），一定要穿厚一点的衣服或披上浴巾，使阳光只晒头颈以下的背部、腰部，以身上微微出汗为宜，这是既好又节省的三伏调理方法。太阳灸是三伏调理中借助太阳之阳来进行三伏调理的最高境界，其调理效果不言而喻。

一边做太阳灸，一边喝茶。气血亏者，可饮归芪水泡玫瑰；经常上火长痱子者，可饮金银花露；经常口干舌燥者和肝功能有问题食欲不好的，可饮秘制乌梅汤；平常之人，只需红茶、花茶或绿茶即可。水属于阴，太阳灸同时配合喝水是阴阳同补。

三、三伏调理之温灸

“女子虽弱，为母则强。”我自从在全国普及宋氏儿推以来，倡导以妈妈的健康为主线，“要想儿无疾，妈妈需健康”，所以对妇科调理是我在全国普及工作的重中之重。借助三伏进行妇科调理尤为宋家历代所重视，三伏天用艾灸的方式进行妇科调理是行之有效、操作简便的好方法。

1. 宫寒及妇科炎症之三伏温灸调理

现在人们大多嗜凉食辣。嗜凉，凉则趋下；食辣，则引火上行，使中下焦更凉，二凉相加必为寒，寒重则湿气难以排除。没有了排湿气的动力（动力是指阳气或热量），女同志常常变得臀大腿粗。这是人体宫寒的一种自我保护，急需大量的脂肪来御寒，症状严重时更会产生宫寒痛经、子宫内膜异位、妇科慢性炎症等疾病，所以妇科调理当以升阳补阳为主。

温灸部位：五行温灸器温灸腰部20分钟、腹部20分钟、双侧膝关节各10分钟，隔天一灸。这也是五行温灸的方便之处，不需要去找每个穴位。有幸购得三伏扶阳贴的妈妈，可以与贴敷日一起进行。

食疗：当归生姜羊肉汤（每伏一二次）。

当归9克、生姜15克、羊肉100克，食盐少许，以羊肉烂透为准，食肉喝汤。您越是不爱吃姜，往往身体越寒。希望您能像锻炼自己吃辣椒一样，锻炼自己吃姜，姜好东西也。

灸前、灸中、灸后的茶，可以用归芪水泡玫瑰或茉莉花，有条件的可以用归芪水冲三七粉。

2. 成人和宝贝们的三伏温灸调理

中焦从心口到肚脐，下焦是肚脐以下的小腹，中下焦为阴中之阴。现在很多孩子脾胃动力不足，脾胃所处的位置又属于阴中之阴，所以热量和阳气会更加不足，三伏天给孩子进行肚脐和中脘的温灸，是对孩子最好的升阳补阳灸。中医尤其认为胃肠道是人的第二大脑，将对胃肠道的呵护上升到了对大脑呵护的程度。每年我都特别重视三伏、三九的调理。

成人温灸：腹部20分钟、双侧足三里各10分钟。

儿童温灸：1～3岁的孩子灸肚脐10分钟即可；3岁以上的孩子肚脐和中脘各5～10分钟、双侧足三里各5分钟。

温灸期间可用焦米泡水代茶饮。

3. 乳腺疾病的三伏温灸调理

乳腺疾病的调理在于前病后治、上病下治和阿是灸。为什么前病后治呢？是因为乳腺的很多反应点在肩胛缝，乳腺有问题时肩胛缝会有很多的结节，这是中医全息学的一部分。上病下治是为了把上面的火气引到下面来，就是我们经常所说的引火下行或者引火归元。阿是灸是直接针对病位的灸，这样就是标本兼治的方法。

温灸方法：

乳腺温灸15分钟，一定要隔衣温灸，配以归芪水泡玫瑰花茶。后肩胛缝由上往下，重而慢地补刮五遍，补刮时一定要用按摩油或红花油。前面艾灸完毕，再对后肩胛各温灸20分钟、腰部温灸20分钟。三伏天隔一二天灸一次即可。

四、三伏调理之泡脚

泡脚从主体上舒缓和松弛血管壁，更有利于血液的运行，不仅引火下行，而且还能疏通督脉，所以泡脚一年四季均宜，以三伏为最好。

方法：最常用的是温开水泡脚，其次是盐水，还有姜盐水、艾叶水，再就是红花水、玫瑰花水。最好是水能近膝，泡到身有微汗而止。每天泡脚一次，是三伏调理的基本原则。

秋季

立秋，尤其处暑之后，大气中的湿热之气逐渐被凉燥之秋气所代替，故而很多怕寒怕凉的慢性病多发。其中，肺喜润而恶燥，在此季节，易造成肺的损伤，故而秋天也是呼吸系统疾病的多发季节。总之，多事之秋必当以润之，所以我们有了一个非常经典的食疗方——秋燥银耳羹。

所谓春三月发陈，夏三月蕃秀，秋三月荣平，冬三月闭藏。我们对于春天的发陈很容易理解，春天万物复苏，冒新芽、长新叶，所以说是推陈出新；到了夏天，到处都是一片蕃秀之象；冬天的闭藏我们也比较容易明白，就是藏起来了，关闭起来了。

但是秋天的荣平是什么意思呢？一个荣平好生了得。做到了荣平就等于完全掌控了自己的情绪。怎样做到荣平呢？第一，要宽容、要大量；第二，要平和。没有宽容大量，你也平和不了。为什么要荣平？这时候“天气以急，地气以明”，秋风扫落叶，一片萧条之景象，很多人就会产生秋愁之念，无限惆怅。

春天我们没有提到肝木或者肝气，夏天也没有提到心气或者心火，但是秋天我们首先提到了肺气，足见这个季节咳嗽是多么普遍，被我们古圣先贤如此重视。那么怎么才能够使肺气清呢？在秋天的时候，我们大家切记要收敛神气，使自己的情绪平和。这个时候如果情绪控制不好，没有宽宏大量、平和之心，那么肺气就清不了，肺中有邪必咳之。您尚且如此，更何况孩子？所以在秋天控制好您的情绪，是对孩子莫大的恩赐。

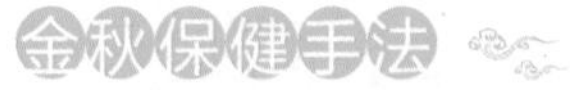

（1）宋氏抓腹；

（2）睡后宋氏抚触；

（3）小天心5分钟、清肺5分钟、清板门5分钟、小横纹5分钟、四横纹10分钟、膊阳池3分钟。

秋天，天气逐渐转凉，人们由穿短袖到穿长袖，从穿单衣到穿秋衣、秋裤。在这个季节里，我们身体内部是一片火相，所以我们要更加注意使肺气清。怎么使肺气清呢？可以使用我们保健手法的前两个穴位组合，即小天心5分钟、清肺5分钟，使肺气清。如果你是个大情绪化的大人，你家宝贝就是小情绪化的“小人”。肺气清不了，你们都做不到荣平，只能用宋氏儿推的手法辅助一下了。

肺在上焦清到了中焦，再清中间板门，清板门清到下焦，就等着排泄了。我们有一个非常好的方法，就是来回推四横纹，它能把中焦、下焦难以消化、不好消化、痰湿之邪慢慢地磨碎了，利于排泄。

最后再配上膊阳池，来回推四横纹以后由膊阳池来把关，好的东西一个不能跑掉，邪气、浊气统统泄掉。膊阳池在这里起到了一个十分关键的作用。

这里的小横纹我们是可以单独做的。当然，您也可以依照处方一起做，一般建议小横纹还是单独做。

金秋食疗方

一、秋燥银耳羹

银耳6克、百合9克、太子参5克、五味子3克、莲子（去芯）9克、酸甜味重的梨1到2个。秋冬季最大的敌人就是咳，偏于肺气虚的宝宝（爱咳嗽、流鼻涕甚至鼻炎）建议用加五味子的秋燥银耳羹。

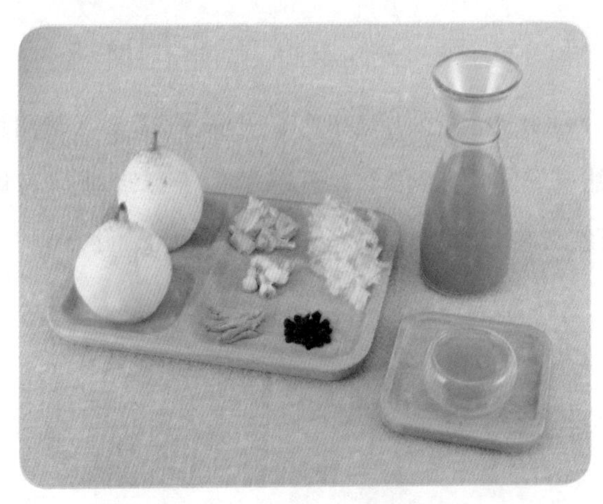

银耳6克、百合9克、太子参5克、石斛3克、莲子（去芯）9克、酸甜味重的梨1到2个。脾虚则肺气虚，石斛则偏于调脾胃。偏于脾虚的宝贝主要表现在胃肠道，如经常积食、厚舌苔甚至有裂纹、大便经常有不消化的食物等。

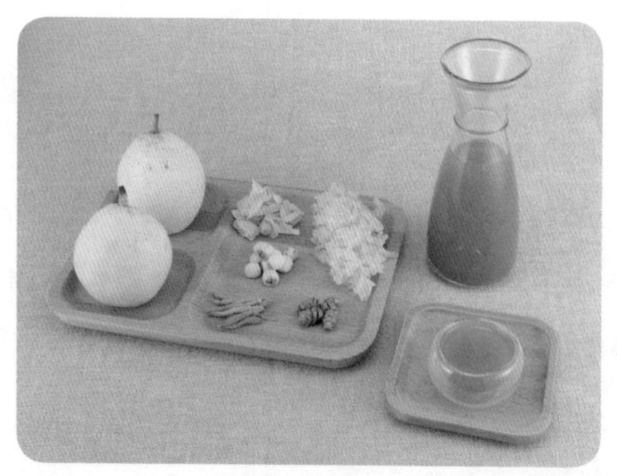

银耳6克、百合9克、太子参5克、五味子3克、石斛3克、莲子（去芯）9克、酸甜味重的梨1到2个。五味子偏于调理肺，石斛则偏于调脾胃。二者“兼备”者，那就五味子、石斛一块儿加！

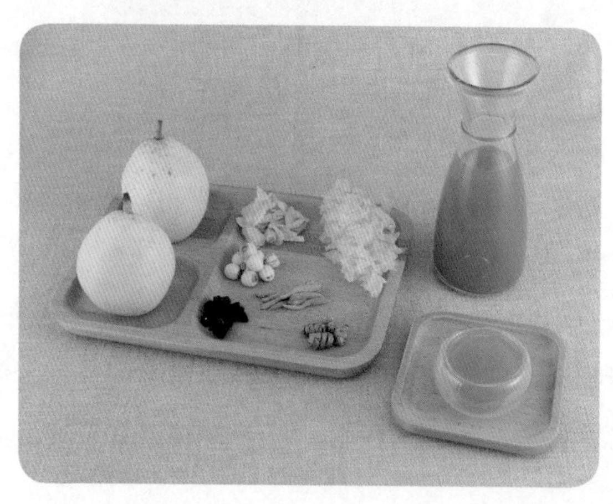

二、麻椒蒸梨

用于孩子气逆咳嗽、气急咳嗽、干咳或咳白痰、咽痒咳等寒咳。积食口臭、舌苔黄腻者忌服。

做法：酸甜味重的梨1个，切开分两半，去核，两侧各10～15个孔（用筷子扎），分别在每孔放一个麻椒（花椒是红的，麻椒是青绿的，麻椒一定用开口的，不开口的有小毒），放入容器上锅蒸，开锅后再蒸10分钟，把麻椒去掉，吃梨喝汤！2岁至3岁宝贝1次1个，3岁至6岁宝贝1次2个，成人1次3～5个。可适量加冰糖调味。

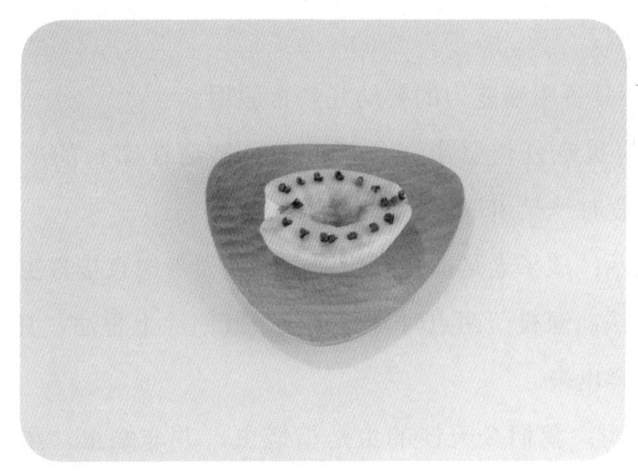

三、立秋打虫

秋前秋后泻肚打虫，这是很多地方的保健风俗。南瓜子性平，味甘，因其含有南瓜子氨酸、脂肪油、蛋白质、维生素B_1、维生素C等，而具有补脾益气、下乳汁、润肺燥、驱虫之功效。此食疗方没有副作用，大家可以给孩子清一清，但未添辅食的孩子禁用。

服用方法：炒南瓜子剥壳吃仁，3岁以上的孩子每天服用10～15粒即可。

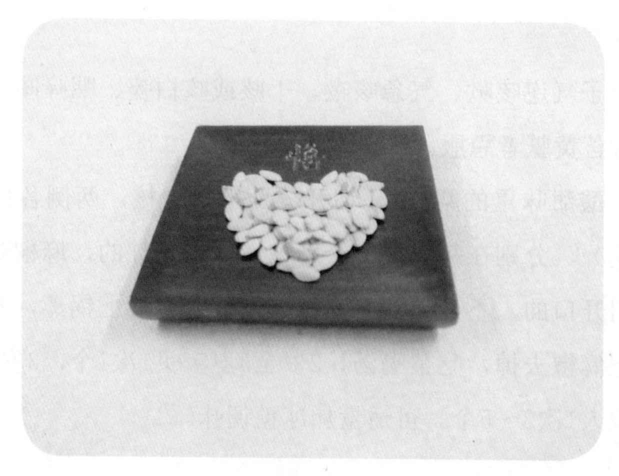

特别提醒：

（1）不具备咀嚼能力的婴幼儿禁止服用。

（2）宝贝吃任何坚果（包括瓜子）都应在家长的严格监护下进行，并且进食时严禁引逗。

特别提示：孩子老是抓挠肛门周围，就要考虑直接打虫了。

具体方法：深夜一两点时，撑开孩子肛门涂上香油，几分钟后，虫子就会自己爬出来。

特别说明：我们今天谈的虫是指蛲虫，并非蛔虫。虽然炒南瓜子对蛔虫也有驱除作用，但是在农药滥用的今天，蛔虫并不常见。若怀疑自家宝贝肚子里有蛔虫，建议去医院化验大便，确诊后遵医嘱用药即可。

秋痱子主要是由于孩子阳气不足、心火大所致。

调理方案：

（1）五行灸（隔衣或隔毛巾）背部3～5分钟、腰部温灸3～5分钟。

（2）生黄芪9克、防风3克、白术6克、刺蒺藜9克、太子参9克、麦冬6克、生地9克煮汤，于灸前、灸中、灸后代水饮，可放槐花蜜或冰糖适量。

（3）早捏脊五遍，晚搓背及肾区，以热为度。

（4）连翘30克、金银花10克，用开水浸泡后，大火烧开即可。放温后用毛巾湿敷患处，一天可以湿敷多次，只外用不内服。

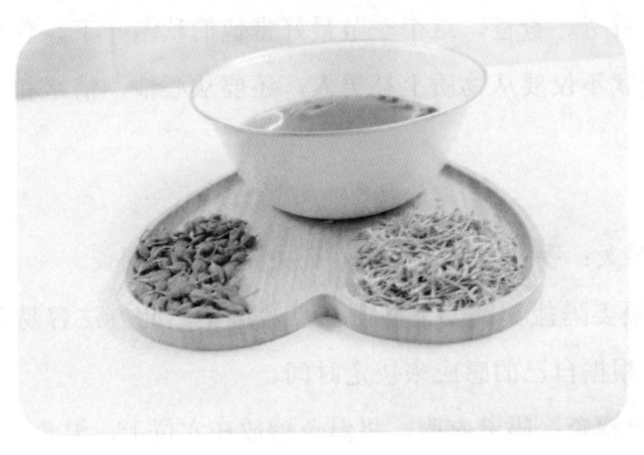

金秋调理之秋前灸

大家都知道在立秋的时候补秋膘，但是自古在医学界和道医界都会在立秋前以温灸补阳。温灸以腹部的穴位为主，包括神阙、天枢、关元、中脘，上为中脘，下为关元，左右天枢，中间神阙。五行温灸就是在此基础上研究出的方便大家在家里用的悬浮温灸的宝贝，不影响大家做家务、玩电脑、看电视等。

温灸方法：点燃五行温灸器，中间的罐对准肚脐就可以了，温灸20分钟。温灸对于前列腺炎、阳痿、早泄、大便次数多、大便不成形有很好的调理作用，当然这个方法亦适合于宫寒和阳气不足的妈妈们。

秋前灸关元穴叫秋前灸，关元穴也就是我们的丹田穴。秋前灸主要用于成人，不论男性女性都有很好的调理功效。

历史上最洒脱的男人李白，在秋天的时候照样是“举杯邀明月”，“抽刀断水水更流，举杯消愁愁更愁”。在秋天的时候应该更加关注我们的姥爷、爷爷、爸爸，这个季节最好带他们秋游一下，登高望远，一展情怀。金秋不仅要从物质上补男人，还要从心情、情绪和身心上关注他们。

灸法：

（1）悬灸：手持点燃的艾条，在关元穴上转圈灸。

（2）隔姜隔盐灸：姜下面撒一点盐再灸。此方法容易灸出疱，视情况而定，根据自己的感应来决定时间。

（3）单罐灸：隔着衣服，将温灸罐放在穴位上，温灸20分钟。

秋前灸对女性的宫寒、月经不调、盆腔积液有非常好的调理效果；对于男性，可调理前列腺，且具有很强的升阳补阳作用。

冬季

一年四季中，冬天尤显得漫长，中医认为冬季的时长为晚秋加整个冬天再加初春。在这么一个以寒、燥为主气的季节里，那些阳气（即热量）不足，也就是我们平时所说的免疫力差的人，容易得病，而且反复不得好。冬天是一个地上寒冷、地下温暖的季节，我们人的小宇宙也是这样，外寒而内热，所以在这个季节里咳嗽、高烧、肺炎的孩子比较多。

如今的冬天，我们总是乱了自我，颠倒了自然。尤其是在北方，外面是冰天雪地、水冰地坼，但是室内却穿着短袖都能出汗。我们现代的人无所不用其极，孩子哪儿受得了？这个水冰地坼不仅说的是大自然，同时也说的是我们。也就是说，在大自然中，它的地表水是冰的，地是坼的，地都冻裂了，一片寒凉之气，冰天雪地，“无扰乎阳”，所以不要干扰阳气，阳气在地下面好好闭藏，千万不要在这个时候把阳气激发到体表。不要像夏天一样，“使气得泄，若所爱在外”。那是夏天，夏天要让体内湿邪之气、污浊之气随着阳气往外排泄。如果在冬天反其道而行，也让你的气得泄，那么你冬天能闭藏住什么呢？

冬天如果使自己的气得泄，那就意味着来年的春天使自己萎靡不振，所以冬天我们无扰乎阳，早卧晚起，必待日光，还是要靠大自然的力量来温暖我们的小宇宙，使志若伏若匿，若有私意，若已有得。我们的老祖宗一再告诉我们在冬天不要大量出汗，不要过多运动，这样会使其得泄；冬天不要过于取暖，太热也是适得其反。在冬天我们应当驱寒就温，不受寒就可以，温就够了。而且无泄皮肤，不要把皮肤露出来，使气亟夺，瞬间你的阳气散发了。你的阳气被散发了，你冬天闭藏、养藏，闭什么呢？养什么呢？藏什么呢？没什么可藏了，来年春天必定不健康。

刚才说的是我们成人冬季的一些坏毛病，孩子就更无奈，只能逆来顺受，有病瞧病，所以在冬天各大医院人满为患，孩子哭大人叫，让人很揪心。因此在冬天我们一定要记住，驱寒就温就可以了，不要弄得特别热，温就正好，热就过了。

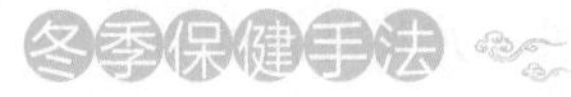

冬季保健手法

（1）宋氏抓腹；

（2）睡前搓后背及肾区；

（3）宋氏儿推手法：小天心3分钟、补三关1分钟、逆八卦3分钟、来回推四横纹3分钟、推六腑3分钟、膊阳池3分钟。

手法说明：

冬季对于我们来说是一个闭藏的季节，冬季保健手法为什么是小天心3分钟、补三关1分钟呢？因为冬天天气过于干燥，补三关不能超过1分钟，超过1分钟就热了。这个手法组合在这里起到一个温润的作用，提高我们皮肤抗寒的能力，增强孩子抗病能力。因为孩子脾胃弱、肺气虚，对于这种外邪的抵御能力是有限的。

逆八卦、来回推四横纹、推六腑和膊阳池，在这几个穴位组合中推六腑尤为重要。在冬天，我们体表最怕的就是寒，我们抵御寒就得用温的手法，就是手法组合小天心3分钟、补三关1分钟，我们体内就是内

自然是一致的。

、地下寒，我们内脏也是寒；冬天正好相反，地上是暖意融融，我们人作为小宇宙也是一样，体表寒，五意，一个积食就会导致内热互结，引起发烧、咳嗽等回推四横纹、推六腑、䐿阳池整个一系列手法，这是位组合。宋氏儿推手法整个穴位组合都体现出我们手处，与我们的大宇宙和小宇宙息息相关，而且首尾相个穴位组合都堪称是一个圆运动。

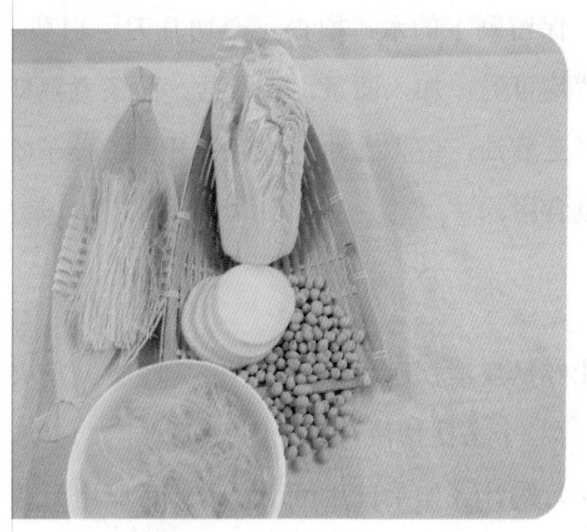

一、蔬菜面汤

主要用于冬季感冒、咳嗽、发烧的调理，并用作康复期的主食。蔬菜面汤根据两句谚语而来："鱼生火，肉生痰。萝卜、白菜保平安。”“鱼生火，肉生痰。白菜、豆腐保平安。”

1岁以内的孩子吃了豆腐难以消化，而豆腐由黄豆加工而成，黄豆味甘，性平，不温不燥，能健脾，因此，只要六个月以上也就是添加辅食的孩子均可以喝黄豆煮的水。但蔬菜面汤中，唯一不能食用的恰恰是黄豆。蔬菜面汤以喝汤吃面为主，面条以细面条为好，当然龙须面为最好；白萝卜、白菜可以根据孩子的喜好适当吃一些；一定要有咸味，但不可太咸，“味轻则养、则补；味重则伤、则害”。

做法：黄豆3～5把，先在水中煮40分钟，捞出扔掉或另用（可自制淡豆豉），保留剩下的水；取白菜心切几刀，白萝卜2～3两（切1厘米厚的条或片均可），加入面条，少量盐，面条煮熟即可。盛到碗里再滴几滴麻油（芝麻油，俗称香油），芳香开胃。孩子吃面喝汤，白菜、萝卜亦可少量食用。

二、冬之饮一

润肺止咳祛痰消积，用于咽干声哑、咳嗽、上火的调理。

做法：梨1个去核切块，萝卜为梨的一半，切块，冰糖2匙拌匀，上锅蒸20分钟，喝汁（如果过甜可用水稀释后服用）。

（1）咽痒、吐白稀痰者（老年人居多）：上方加生姜15克。

（2）有痰者：上方加陈皮6～9克。

（3）咽痒，无痰或痰难咳，相对久咳者：上方加大蒜一头，剥皮切块。

（4）脾胃虚寒所致大便稀溏者禁用。

三、冬之饮二

梨为应季之快果，为冬至饮之君也。百合养阴润肺、清心安神，助梨之润，而谓之臣。太子参益气健脾、生津润肺。母子同调，使梨与百合润而不伤脾，故佐之。陈皮理气健脾、燥湿化痰，应秋冬之气调梨之凉，此食方之使者。脾胃虚弱、大便溏泻者慎用或少用。秋燥银耳羹可代替此方。

做法：当下应季的梨一二个（以酸甜味重的为最好），去核蒂留皮，和肉切块，加百合9克左右、太子参6克左右、陈皮3克。

四、止咳果汁

做法：酸甜味重的梨（越酸越好）去核、白萝卜或者青萝卜直接榨汁，以上果汁均可最后加入几滴柠檬，小口频服，以凉服效果最好，但必须小口慢喝，徐徐咽下。一小口的量大约0.1～0.2毫升。

（1）咳为主者：梨是萝卜的1倍。

（2）咳嗽痰多者：梨和萝卜1：1。

（3）咳嗽痰多加积食者：萝卜是梨的2倍。

（4）积食咳嗽、舌苔黄腻者：可稍微大口喝。

（5）脾胃虚弱者：可以热饮，但应慎用。

五、杏仁食疗方

主要用于调理冬天咳嗽不断、久咳不好等病证。

（1）杏仁粥：甜杏仁（7～10个即可）研碎，小火，干煸至微微出油，闻到浓浓的香味后停火，加适量温水，再把水烧开后加入小米或大米适量继续煮，开锅后转小火煮40分钟即可。只喝粥汤。此方对久咳不断的支原体咳嗽，效果明显。如果有焦米，可与小米一同入锅，效果更佳。

即食。

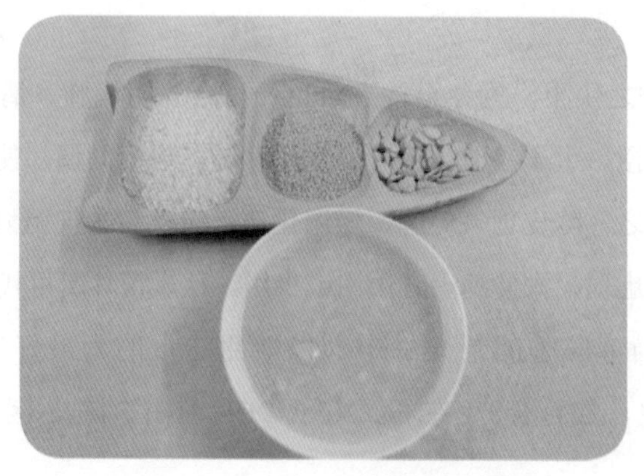

（2）杏仁蒸蛋：甜杏仁（7～10个即可）研碎，一个鸡蛋，再加适量温水（水量约为一个鸡蛋的5倍）打匀，加一点点食盐，微咸即可。打匀后覆盖保鲜膜，上屉蒸20～30分钟。蒸熟后最好加一点醋和麻油。这一小小食疗包含整个圆运动：麻油芳香开胃；鸡蛋浑然于混沌初开，既有阴也有阳；杏仁调肺气、润肺止咳；食醋酸收主降；食盐引药入肾。此方为孩子气逆咳嗽的最佳食疗方法，再配合咳喘手法，效果更佳。

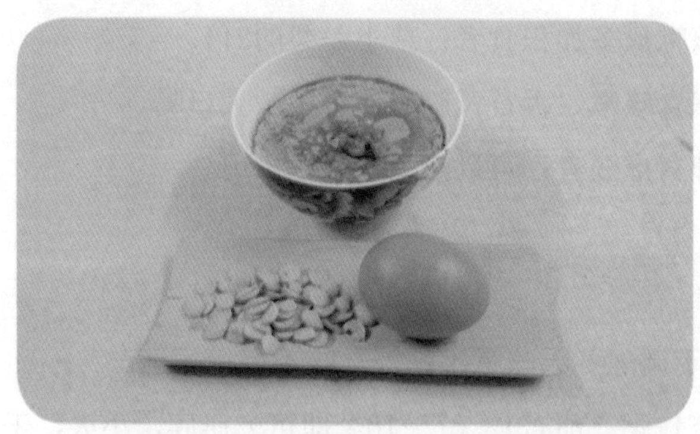

（3）杏仁麻油煎鸡蛋：老人久咳怎么办？将甜杏仁（15克左右）研碎，小火，锅内干煸出油，锅里倒适量麻油，鸡蛋入锅翻炒，炒熟后即食。

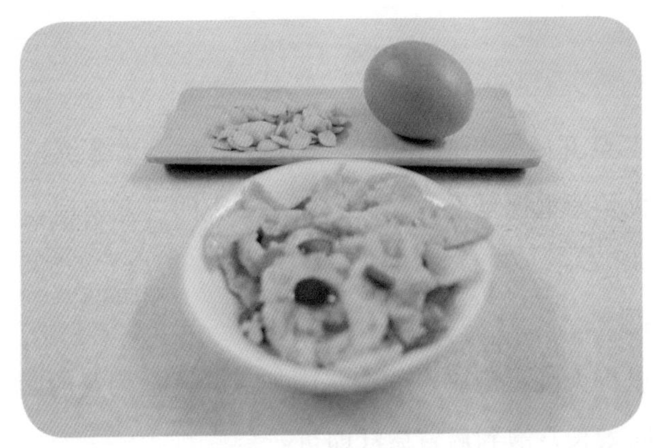

（4）杏仁五味子焦米小米粥：针对孩子久咳久喘不止、伤津耗气、睡眠差甚至尿床等问题，可在杏仁粥里加3～6克五味子一起熬，喝汤汁即可。老年人亦适用。

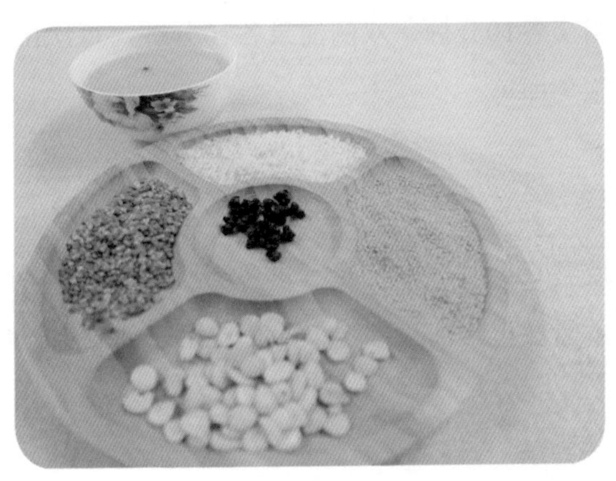

三九调理

三九从冬至开始，历时一九、二九、三九。“冬练三九、夏练三伏”，所以我尤为重视夏天的三伏调理和冬天的三九调理。

一、泡脚

开始可以每天晚上泡脚，并在水中加点盐，盐为肾的归经之味。不建议泡的时间太长，泡到后背微汗即可。

二、成人温灸

腰部20分钟、腹部20分钟、双侧膝关节各10分钟、双侧足三里各10分钟、双侧三阴交各10分钟、双侧涌泉各10分钟，每次由上至下选2～3个穴位，隔天施灸即可。

三、儿童灸

肚脐和中脘各10分钟、双侧足三里各5分钟、双侧涌泉各5分钟，当天如泡脚，则不需要再灸涌泉，建议配合饮用三仙一金一参汤。

四、三仙一金汤

调和双天，一般适合消化不好的宝贝。

做法：炒麦芽、炒神曲、焦山楂各6克，炒鸡内金6克，清水浸泡30分钟，大火煮开，小火煨30分钟即可。

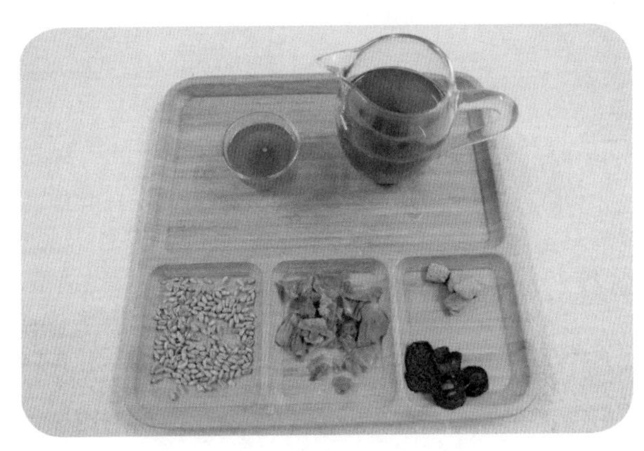

五、三仙一金一参汤

调和双天，适合消化不好且体虚的宝贝。

做法：炒麦芽、炒神曲、焦山楂各6克，炒鸡内金6克，太子参3克，清水浸泡30分钟，大火煮开，小火煨30分钟即可。

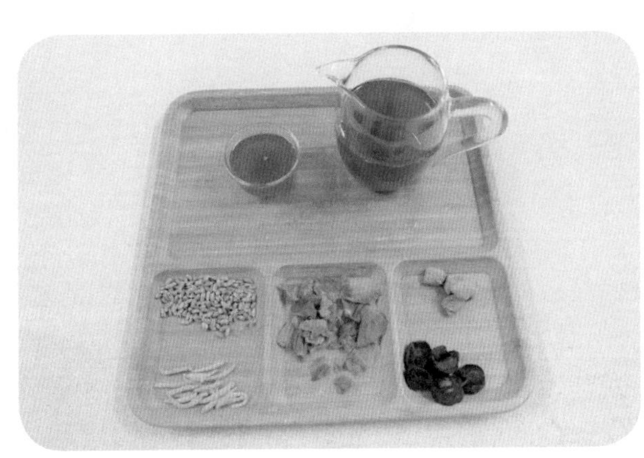

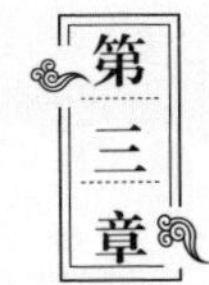

常见病的调理

CHAPTER 3

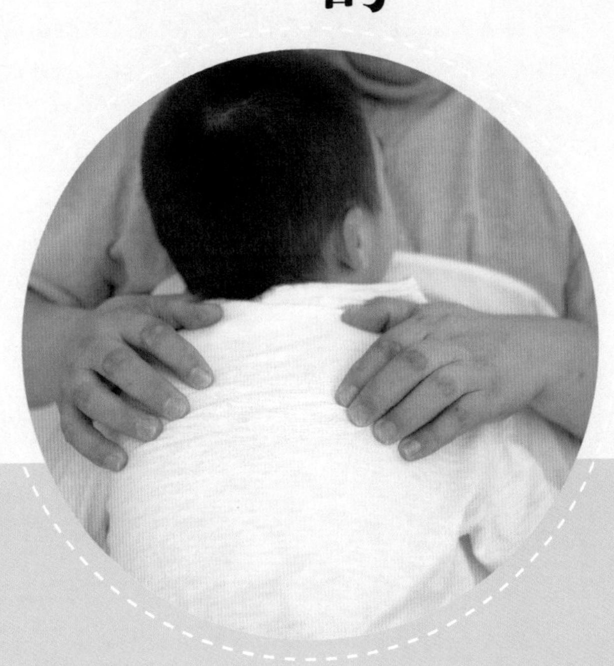

MASSAGE

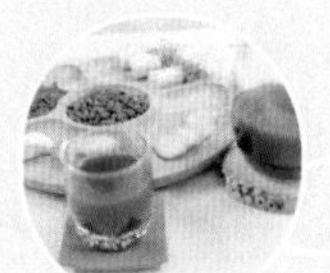 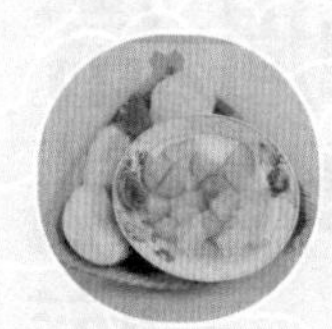 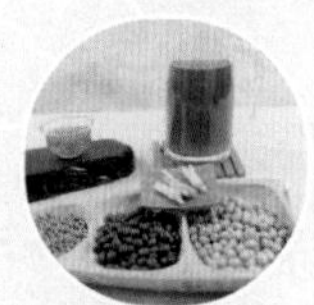

多年的调理实践证明，宋氏儿推在常见病调理方面能够起到很好的辅助作用，尤其在病后康复调理和慢性病的调理中，其作用是不容忽视的，已惠及全国很多家庭和孩子。当下，全国小儿推拿的兴起，更加说明了小儿推拿是中医绿色疗法中不可忽视的一个领域。

感冒

流清鼻涕即为大家所说的风寒感冒，流黄鼻涕即为大家所说的风热感冒。但是这几年来不管是流清涕、黄涕或者一会儿清涕一会儿黄涕，还是鼻塞，我们用以下调理方案，使很多孩子的感冒康复了。

（1）宋氏儿推手法：清肺5分钟、清板门5分钟、黄蜂入洞30次。

（2）食疗：葱豉汤。

葱豉汤：淡豆豉30克，带须葱白3～5根（只用连着须的葱白，葱白长1～2厘米），淡豆豉先煮半小时，放入葱须再煮10分钟，上、下午各一半，温热服。本方豉寒葱温，一阴一阳，它所煮的汤既可辛温通窍，又可解表发汗。淡豆豉入胃经，又能和胃消食，所以不论是对风寒感冒还是风热感冒抑或胃肠型感冒，均有很好的疗效。

（3）蔬菜面汤：见冬季食疗方。

（4）注意事项：饮食易消化。

（5）禁忌：辛辣、油腻食品。

发烧

发烧是自体免疫和对抗病邪的本能反应。宋氏儿推不同于开具中药处方和西医治疗，它是一个辅助治疗，如调理不见成效，请速就医。

我在日常实践过程中，把发烧治疗分为几大类，除全年不变的动态退烧手法外，还有积食发烧、夏天发烧、冬天发烧、温病发烧（病毒性发烧）、惊厥和解除惊厥治疗。发烧急性期五至七天，康复期三到五天。发烧期间严禁洗头洗澡、过度玩耍而出汗着凉，禁忌高蛋白、高纤维、高脂肪的饮食！

一、宋氏儿推动态退烧手法

（1）儿推手法：

如摸脑门光滑如纸，则为无汗发烧、风寒发烧。

①无汗发烧38.5℃以下：小天心5分钟+补三关3分钟+一窝风30～50次。

②无汗发烧38.5℃以上：对掐两扇门一直到孩子哭，小天心5分钟+补三关3分钟。

如摸脑门发涩或有汗，则为有汗发烧、风热发烧：

①有汗发烧38.5℃手法：小天心5分钟+大清天河水10分钟（左右手）。

②有汗发烧39℃手法：中揉小天心5分钟+打马过天河10分钟（左右手）。

③有汗发烧39.5℃手法：中揉小天心5分钟+推六腑10分钟（左右

手），配合温灸百会3分钟+大椎5分钟。

不管什么原因的发烧，只要见到下面的症状，就必须先做这些手法：

手脚凉，发烧：手凉（补三关以热为止）+脚凉（搓涌泉以热为止）。然后再做其他退烧手法。

（2）食疗：发烧期间宜食蔬菜面汤。冬天发烧用经典的蔬菜面汤；夏天发烧用当季青菜代替白菜、萝卜，其他不变（蔬菜面汤见前文）。

（3）外用法：热醋调吴茱萸敷涌泉。

吴茱萸外用法：引火下行，用于一切口腔炎症、五官炎症等，治疗大人孩子的口腔溃疡和虚火上逆，并用于各种反复性发烧的辅助治疗。

①贴敷方法：将吴茱萸粉用加热的醋（不是煮沸的）调，约2颗花生米大小，贴敷在双脚心（即涌泉穴，前脚掌人字一撇一捺相交处），建议用空心贴贴敷比较方便、卫生，睡前或刚睡后贴上，第二天早上揭掉。6个月以下宝宝不建议贴敷，6个月以上、皮肤极其敏感的宝宝建议根据皮肤情况酌情调整贴敷时长。

②注意事项：

第一，务必要用上好的食用陈醋，不要用白醋或凉拌醋。

第二，调吴茱萸粉的时候一定要保证醋是热的。

二、积食发烧

积食发烧表现：黄腻苔或者白腻苔，有口臭，大便干结或恶臭，小便短赤。

（1）宋氏儿推手法：小天心5分钟、大清天河水3分钟、逆八卦3分钟、清板门清脾3分钟、推六腑双手各10分钟、膊阳池双手各3分钟。

（2）经典食疗方：甜杏仁5～10克（捣碎）、白萝卜或者青萝卜

10～50克（剁碎）、香蕉10～30克（捣泥）、黑芝麻30克（炒熟捣碎），以上食材拌匀，加食盐少许，食用即可。积食严重者可加中成药小儿化食丸。

（3）食疗：蔬菜面汤。冬天发烧用经典的蔬菜面汤；夏天发烧用当季青菜代替白菜、萝卜，其他不变。

（4）外用法：热醋调吴茱萸敷涌泉。

三、夏天发烧（晚春、夏天、早秋）

因为五运六气的不同，每年春暖的时间有早有晚。春天暖得早，从惊蛰起就算是晚春；春天暖得晚，从清明开始算作晚春；正常年份从春分算起。在晚春时间段内可用夏天的退烧手法。

（1）宋氏儿推手法：

①通用退烧手法：小天心5分钟、平肝清肺5分钟、大清天河水5～10分钟、逆八卦3分钟、清板门清脾3分钟、推六腑双手各10分钟、腨阳池双手各3分钟。

②夏天高温引起发烧的退烧手法：中按小天心5分钟、平肝清肺5分钟、大清天河水双手各10分钟（39℃打马过天河10分钟，左右手全做）、清板门清脾5分钟、推六腑10分钟（39.5℃推六腑10分钟，左右手全做）、腨阳池3分钟。

（2）退烧汤方：

紫苏叶12克、藿香9克、陈皮9克、竹茹12克、蚕砂9克、乌梅2个（一岁以下孩子减半）。辛甘化阳，酸甘化阴！阴中有阳，阳中有阴，升降有序，烧乃不除乎！

（3）脐疗：藿香正气水敷肚脐。

（4）外敷：热醋调吴茱萸敷涌泉。

四、夏季热

夏天的低热手法也叫夏季热。

（1）宋氏儿推手法：小天心5分钟、补三关1分钟、平肝清肺3分钟、大清天河水5～10分钟。

（2）食疗：绿豆西瓜皮茶（见《四季》章节《三伏调理食疗方》）。

（3）脐疗：藿香正气水敷肚脐。

（4）外敷：热醋调吴茱萸敷涌泉。

五、冬天发烧（晚秋、冬天、早春）

冬天在中医学中是一个广义的称谓，包括晚秋和早春。晚秋如果凉得晚，则从寒露开始，也就是人们说的“秋老虎”；如果凉得早，则从白露开始。因为每年的五运六气的不同，秋凉有早有晚。

（1）宋氏儿推手法：小天心5分钟、补三关3分钟、逆八卦3分钟、清板门清脾3分钟、推六腑双手各10分钟、膊阳池双手各3分钟，外加咳喘手法连续三遍。

（2）退烧汤方：麻杏石甘汤加减，请就近找中医定量开具处方。冬天地上寒风凛冽，地下暖意融融。作为人这个小宇宙，也同样是内热而外寒。有道是没有内热引不来外寒，孩子一旦积食，内热就会加重，穿不住衣服、盖不住被子，故而招来外寒，从而外寒束表，高烧、剧咳、黄舌苔，这也就是老百姓俗称的寒包火。

麻黄辛温、解表，主升发；生石膏辛甘性寒、清热降温、生津止渴，主降；杏仁、炙甘草居中调升降。这是一锅圆运动的汤，孩子气机运行的圆运动正常，也就不再发烧、不再咳嗽。

（3）蔬菜面汤：主要用于冬季感冒、咳嗽、发烧的调理并作为康复期的主食（见《四季》之《冬季食疗方》）。

（4）脐疗：藿香正气水敷肚脐（用于风寒感冒）。

（5）外敷：热醋调吴茱萸敷涌泉。

六、温病发烧（病毒性发烧）

没有黄舌苔，也没有口臭，检查白细胞不高，一般属于病毒性或支原体发烧。这样的发烧不论在哪个季节，都可采取三豆饮加香菜根水煮的方法，同时搭配宋氏儿推手法。三豆饮中的黑豆又称壮豆，皮黑入肾，有伏火的作用，通过滋肾水养肝木，使肝木茂盛、郁郁葱葱，因此很难着火。黄豆、黑豆具补益作用，绿豆一味降胆经。

（1）手法：小天心5分钟、平肝清肺5分钟、大清天河水双手各10分钟。

（2）食疗：三豆饮加香菜根水，三豆饮在煮40分钟以后，放入香菜根3～5个，再煮10分钟即可。分上、下午各一半，温服。

三豆饮做法：三把黄豆、两把绿豆、两把黑豆，一起煮40分钟即可。

（3）脐疗：姜汁加热醋调吴茱萸敷肚脐。

（4）外敷：热醋调吴茱萸敷涌泉。

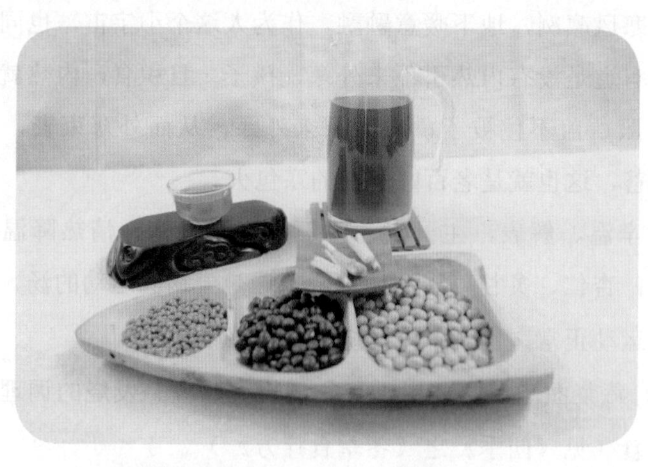

七、藿香正气水的外用法

藿香正气水解表化湿、理气和中，用于外感风寒（空调感冒、着凉感冒、胃肠型感冒）、内伤失滞（脘腹胀痛、呕吐泄泻）、夏伤暑湿（头痛昏重、胸膈痞闷），故而藿香正气水不仅适用于夏天，也适用于冬天的外感风寒。酒精过敏者可用藿香正气口服液。藿香正气口服液敷肚脐不仅用于退烧，还可用于呕吐和腹泻，有烧退烧、有吐止吐、有泻止泻，所以用于脐疗，适用范围较广。

使用方法：脱脂棉球蘸藿香正气水（口服液），用空心贴，贴在孩子肚脐上。一般贴敷3～5小时，皮肤敏感者慎用。

八、惊厥、解除惊厥的方法及惊厥康复的手法

惊厥有高烧惊厥和惊吓惊厥（不发烧性惊厥）两种。惊厥大多由高烧引起，其次由惊吓引起。没有惊厥过的孩子一般高烧超过39.5℃就是惊厥、抽搐的高危期，这时候就要观察孩子是否有以下症状：瞳孔颤抖、眼睛无神、手脚凉、手脚抽搐等。如有上述症状，需要停止一切退烧手法，立即重按小天心10～15秒；假如情况有所缓解，即改为中按小天心，一直到烧退；若没有缓解，那么立刻猛击小天心3～5次；如仍然不能缓解，迅速掐人中1～3秒。整个施救过程不超过一分钟，如还不能缓解者请到医院就医。

假如孩子有惊厥史，每到38.5℃（或37.8℃、39.3℃）惊厥，那么在38.5℃（或37.8℃、39.3℃）之前开始中按小天心与重按小天心交替，适当饮水，使孩子平稳度过38.5℃之后再用退烧药。并且等下一次发烧时如法炮制，如此连续三次后，孩子将不再惊厥。

惊厥后和惊吓引起的惊厥的康复调理手法，是我根据《易经》第

六十三卦——既济卦，也就是中医里心肾既济研究出的经典宋氏儿推处方——小天心10分钟、补肾10分钟。不分孩子大小，只论病情轻重：轻者每天一次，一般每天两次，重者每天三次。此方法使很多孩子得以康复。

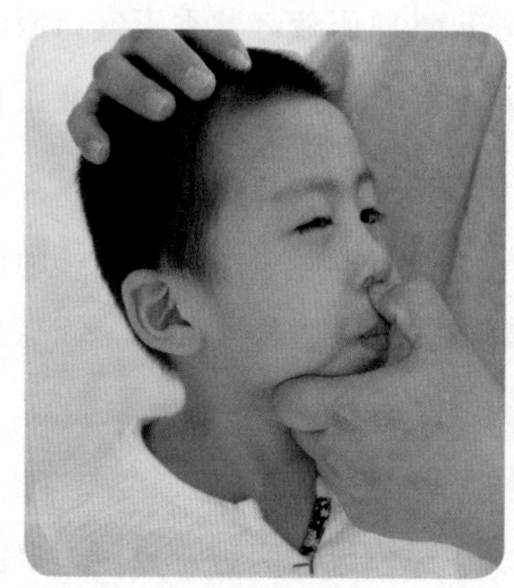
掐人中

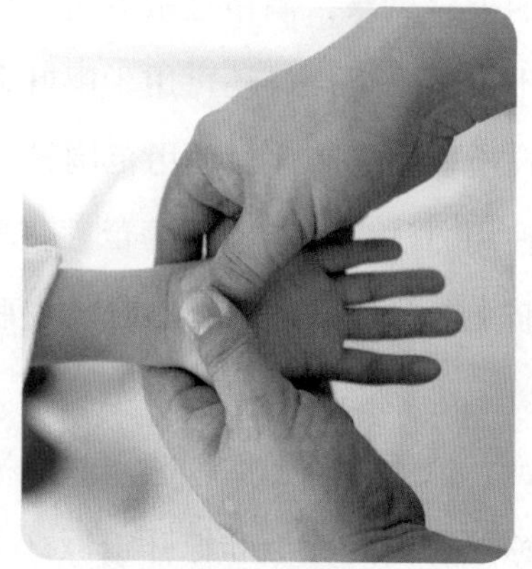
重按小天心

咳嗽

“黄帝问曰：‘肺之令人咳，何也？’岐伯对曰：‘五脏六腑皆令人咳，非独肺也。’”五脏六腑皆令人咳，所以咳嗽不可以只清肺，还要看一下其他脏腑有没有问题。我对此的形象解释是：肺位于躯体高处，分左右两侧，就像我们的房顶，其他的四脏六腑则是住在房子里面的人。不管是谁点火，作为房顶一样的肺都会有所感知。气管就像房顶的烟囱，既然肺感到了烟（有火必有烟）的存在，就会通过烟囱排掉，所以肺中有邪必咳之。

感冒多由受风而来，伤及皮毛腠理，尤其是孩子皮肤娇嫩、皮毛未固，更容易受风邪之侵害。

一、感冒流涕、咳嗽

宋氏儿推最经典的办法如下：

（1）咳喘手法每天最少三遍。

（2）捏提脖根30～50次。

（3）分推肩胛5～10分钟。

（4）食疗：葱豉加陈皮汤。淡豆豉（可以用等量的黄豆代替，效果稍差）30克、陈皮5～9克、带须大葱葱白（必须是大葱，葱白只需与葱根相连部分的2厘米，不带葱须的葱白不入药）3～5根。先煮淡豆豉半个小时，加入陈皮、带须葱白再煮10～20分钟，倒出。上、下午各一半，小口频服。不可一次把一半喝掉。另一半加热方法须隔水加热或微波炉加热。

（5）感冒咳嗽的主食：蔬菜面汤。

（6）禁忌：洗头、洗澡。

（7）忌口：甜、辣、干燥及油炸食品。

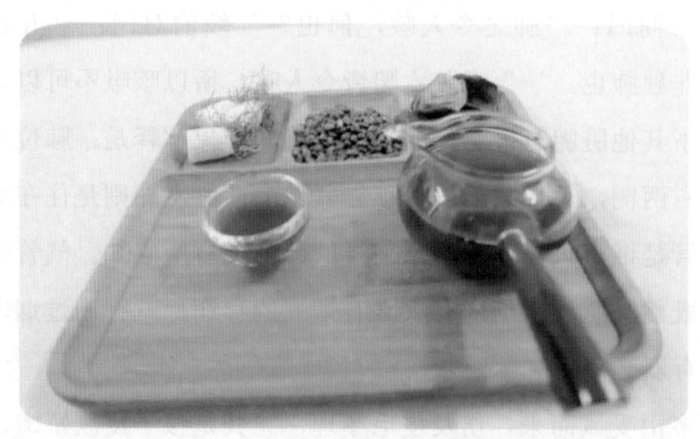

葱豉陈皮汤

二、积食咳嗽

积食咳嗽，顾名思义，即吃进来的食物积在胃肠道，使胃肠道上下不通，食物迅速发酵变质，并释放大量的邪气。所以，如果称之为胃火倒不如称实火更贴切，脾胃为中焦之主，中间堵了，实火很大，也可以称之为内热。内热首先引起的就是口臭、白腻苔或者黄腻苔、穿不住衣服、盖不住被子。人就像一个左升右降的轮子，脾胃就是这个轮子的轴，积食了就是轴不转了，那么这个轮子也就无法转动了，孩子会剧烈地气逆咳嗽，又因为积食而产内热，孩子穿不住衣服、盖不住被子，肯定会着凉，进而出现打喷嚏、流鼻涕、发烧等现象。这也正是很多妈妈的不解之处："我们家孩子是先咳嗽、后感冒的，和正常感冒咳嗽不一样，是不是我们孩子怎么了、怎么了……（无限地纠结）"其实这就是积食咳嗽。积食引起咳嗽的最严重表现即是喘。

（1）宋氏儿推手法：小天心3分钟、平肝清肺3分钟、逆八卦3分钟、清板门清脾3分钟、推六腑10分钟、膊阳池3分钟。

（2）逆时针按揉小横纹5～15分钟。

（3）咳喘手法3～5遍（以更好地恢复左升右降的功能，预防咳嗽加重）。

（4）宋氏抓腹（以促进积食的排泄）。

（5）蔬菜面汤（详见第二章《四季》之《冬季食疗方》）。

（6）止咳果汁（详见第二章《四季》之《冬季食疗方》）。

（7）外敷：蒜泥灸天突穴和双合谷。皮肤微红或有刺激感立刻洗掉，如没有以上表现，3分钟后也要洗掉。

（8）禁忌：洗头、洗澡。

（9）忌口：甜、辣、干燥、油炸食品及高蛋白、高脂肪食品。

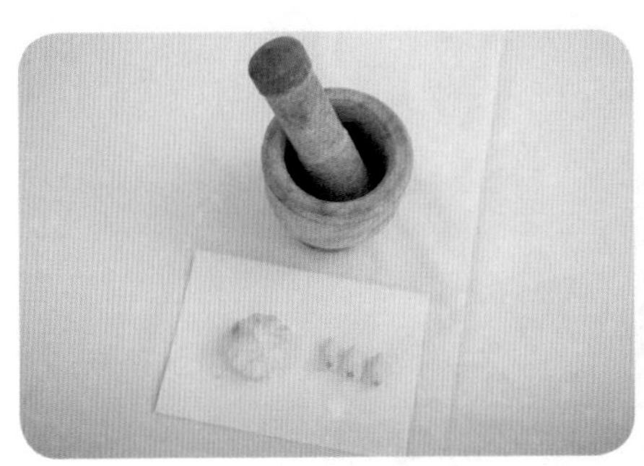

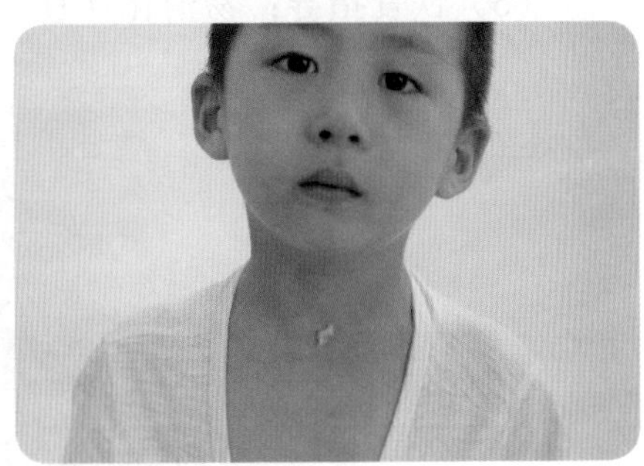

三、脾虚咳嗽

脾虚咳嗽，重者动则咳，轻者剧烈运动后咳嗽，但时间迁延很长。一般孩子都有脾虚、脾胃不和、消化不良、面黄或者小花脸等症状。

（1）宋氏儿推手法：小天心3分钟、清板门清脾3分钟、清肺3分钟、逆八卦3分钟、来回推四横纹5分钟、推六腑3分钟、膊阳池3分钟。

（2）点按二马、外劳宫各30次，补脾10分钟，补肾10分钟。

（3）食疗：大补汤（强力培土生金汤）。

做法：山药10克、太子参10克、炒鸡内金12克、石斛6克。将石斛先煮一个小时，然后放入山药、太子参及炒鸡内金再煮一个小时（或煮至剩200～300毫升汤液）即可。此汤可以帮助提升宝宝免疫力。2～5岁，每周煎一付，放冰箱保鲜，每付分三天温服（隔水加热、微波加热都可以，禁止往汤内加热水）；5～12岁，每周煎两付，每付分两天服用；老人每天一付，连服五天，休息十天。

（4）忌口：甜、辣、干燥、油炸食品及高蛋白、高脂肪食品。

（5）饮食指导：易消化饮食。

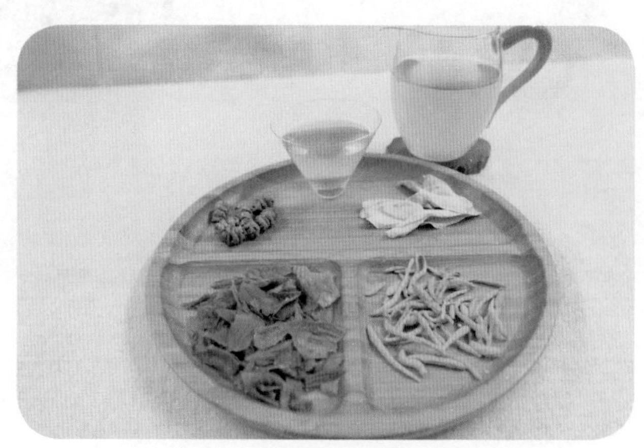

四、过敏性咳嗽

过敏性咳嗽就是一种变异性咳嗽，也可以称之为刺激性咳嗽。过敏性咳嗽是因孩子自体免疫力低下、御邪能力差导致。还有很多孩子是在一次喉炎之后或疱疹性咽峡炎后发展成过敏性咳嗽。

（1）宋氏儿推手法：小天心3分钟，点按二马、外劳宫各30次，逆八卦3分钟，来回推四横纹5～10分钟，膊阳池3分钟。

（2）咳喘手法重时3～5遍，轻则1～3遍。

（3）分推肩胛5～10分钟。

（4）食疗：大补汤又叫强力培土生金汤（见上一节）。

（5）禁忌：刺激性食品，尤其是过敏性食品，以及甜、辣、干燥、油炸食品等。

（6）饮食指导：饮食易消化。

五、气逆咳嗽

气逆咳嗽是偶发式病邪急重所致，比如突然之间感受风寒导致身体气机左升右降严重失调，以及体虚气逆咳嗽。

（1）宋氏儿推手法：小天心3分钟、补三关1分钟、清肺3分钟、逆八卦3分钟、推六腑3分钟、膊阳池3分钟。

（2）咳喘手法3～5遍。

（3）食疗：杏仁蒸蛋、杏仁五味子焦米小米粥（见第二章《四季》之《冬季食疗方》）加生姜3～5片。

（4）禁忌：刺激性食品。

（5）饮食指导：易消化饮食。

鼻炎

鼻腔均被鼻黏膜所覆盖，不管是什么原因引发的鼻黏膜发炎都为鼻炎，不论什么类型的鼻炎只要鼻黏膜得以修复均可告愈。鼻炎以过敏性鼻炎为主。过敏性鼻炎又叫季节性鼻炎，春秋两季高发，冬天次之，夏天更次之，主要是因为鼻黏膜受损、血运不足、鼻黏膜御邪能力下降而造成的。孩子因为脾胃虚弱，脾土生肺金之力就会弱化，从而导致肺气不足，肺气不足则不足以鼓荡正气、上达鼻窍而驱邪于外，病邪长期居于鼻窍，对鼻窍产生慢性伤害，故而形成鼻炎。

（1）宋氏儿推手法：小天心3分钟、补三关1分钟、清肺5分钟、清板门5分钟、推六腑5分钟、膊阳池3分钟。

（2）黄蜂入洞30次。

（3）宋氏木字推。

（4）捏提脖筋。

（5）食疗：大补汤（强力培土生金汤）（见上一节）。

（6）注意事项：避免前往花粉过多的地方，避免忽冷忽热的刺激，避免到灰尘大的地方。要想鼻炎除根不需要吃药，不需要手法，只要一年不积食足矣。

流鼻血

我们都知道，肺在胸腔最上部，就像一把伞，五脏六腑谁家有火，肺金都会跟着倒霉！肺中有邪必咳之！平素肺气足者还可以，那些脾土弱、生金不足、肺气不足者则必咳之！肺开窍于鼻，肺气虚则不能鼓荡正气上达鼻窍，以固护鼻黏膜。孩子肺气虚，春秋季天干物燥，鼻黏膜干裂，故而流鼻血！小天心输布津液，故用小天心；培土生金，故用补脾；母盛泻其子，故用大清天河水。

（1）宋氏儿推手法：小天心5分钟、补脾5分钟、大清天河水3分钟。

（2）外用法：调和二者的为水，肾开窍于耳，所以才有下面立竿见影的手法。左鼻孔流血轻提右耳朵七次，右鼻孔流血轻提左耳朵七次，双鼻孔流血轻提双侧耳朵七次。

（3）辅助手法：中指指根轻缠棉线七圈。左侧流鼻血缠右手中指，右侧流鼻血缠左侧中指。

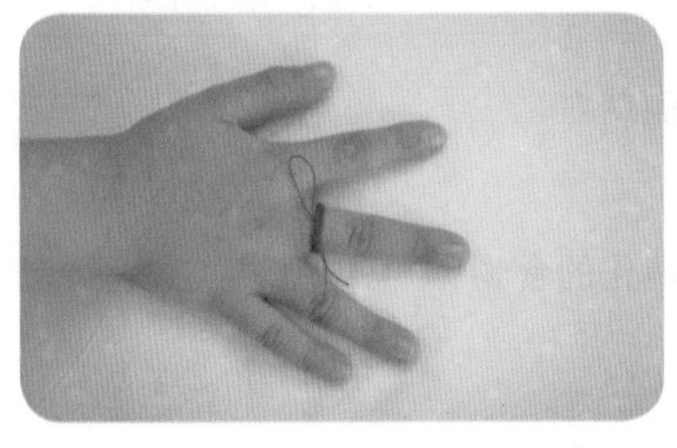

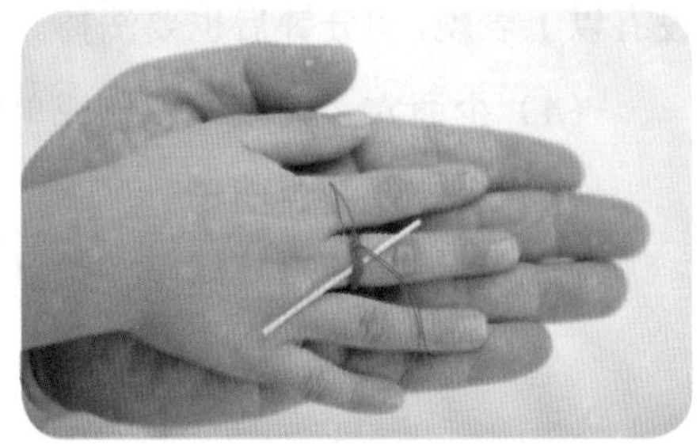

（4）注意室内加湿。

（5）禁忌：辛辣食物。

化脓性扁桃体炎

化脓性扁桃体炎是因为内热太重，尤其感受风寒，内热无从宣泄上拥咽喉所致，一般会持续高烧。

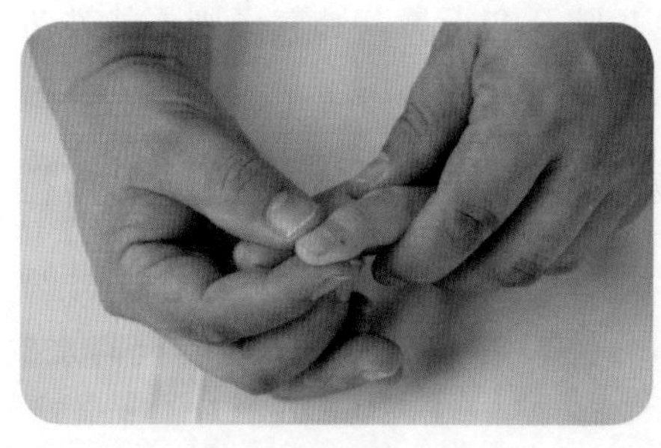

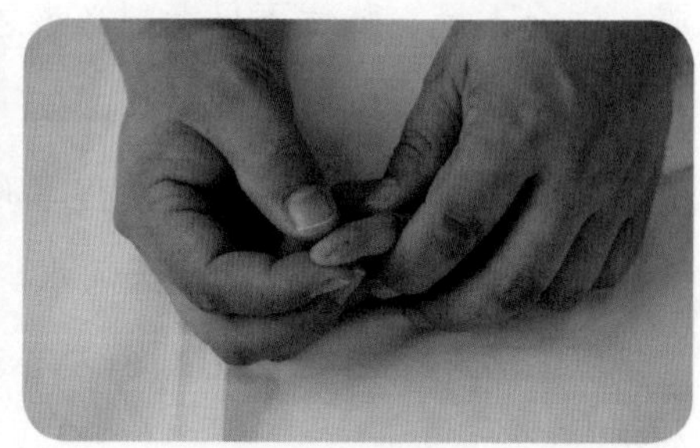

（1）宋氏儿推手法：中按小天心3～5分钟、大清天河水5～10分钟、逆八卦3分钟、清板门清脾3分钟、推六腑5～10分钟、膊阳池3分钟。

（2）宋氏五步法：每天1～3次。

（3）蒜泥灸天突穴和双合谷。皮肤微红或有刺激感立刻洗掉，如没有以上表现，3分钟后也要洗掉。

（4）少商穴、商阳穴双侧或单侧刺血。

（5）食疗：蔬菜面汤。

（6）禁忌：辛辣、油腻、不易消化的食物。

腺样体肥大

腺样体肥大与扁桃体增生的原因是一样的，多由经常积食、实火臭气上逆、长久熏蒸所致。以下调理方案也只是调理，很难除根。但要想除根，仅需要一年不积食即可。

（1）宋氏儿推手法：小天心3分钟、点按二马和外劳宫各30次、逆八卦5分钟、来回推四横纹5～10分钟。

（2）宋氏抓腹。

（3）早捏脊2～3天一次，睡前搓后背及肾区可每天一次。

（4）引导吃易消化饮食。

（5）禁忌：辛辣、油腻、干燥油炸等食物。

我相信到现在，腺样体已经不再是一个生僻的名词了，因为腺样体肥大的孩子很多。对于腺样体，西医的解释更加清楚，但解释得再清楚，没有解决的办法也是枉然。腺样体肥大者我曾经遇到过很多，包括做过两次手术的，做过一次手术的更是不少。他们中的很多术后没有痊愈，再让做手术，家长就受不了了，看看有没有其他治疗途径，比如吃中药，结果很多孩子吃中药，有一部分还是没有治好。

那么他们就开始关注我们这些自然疗法。有些比较有缘的孩子就成了我的粉丝，我会教他们的家长一些宋氏儿推的穴位组合。特别是做完手术又肥大了的孩子，我也会给出宋氏儿推的推拿手法让家长们回去做，反馈不错。

最让我揪心的是做过两次手术的孩子。这类孩子虽然不多，但是他们的家长往往容易走极端，当他们不相信西医就义无反顾地只相信中医，这是不对的。我一直在强调大家要理性医疗，不论中医或者西医，没有任何一种手法或者一种药是包治百病的，这是不可能的。当然我们都希望有这么一种手法或者一种药，但那只是梦想而已。对于腺样体肥大的孩子，我们给出了五条整体方案，希望大家能够坚持，坚持就是胜利。

结膜炎

结膜炎俗称红眼病，春季高发，秋天次之，尤其多见于儿童，传染性、流行性很强。

（1）宋氏儿推手法（根据著名中成药清心明目上清丸而来）：中按小天心3分钟、平肝清肺5分钟、大清天河水5分钟、清板门清脾5分钟、推六腑5～10分钟、膊阳池3分钟（如果大便干燥，膊阳池前加清大肠5～10分钟）。

（2）用棉线轻轻缠中指指根7圈以降心火（取清心明目丸之清心的作用）。

（3）用伤湿膏裹着小米贴在耳尖（耳朵最上方），成人可以直接刺血。

（4）食疗：乌银汤，注意乌梅用3个。

（5）金银花露。

（6）方法和注意事项：只要感觉眼睛痒或有异物感，记住先用清水洗脸，然后用肥皂洗，再用清水冲洗一遍，最后把手及毛巾还有水龙头都用肥皂水冲洗干净。毛巾不可与他人共用。

（7）禁忌：辛辣、油腻、刺激性食物。

清嗓子

清嗓子多由孩子经常积食伤阴所致。

（1）宋氏儿推手法：小天心5分钟、平肝清肺5分钟、逆八卦5分钟、清板门5分钟、推六腑5分钟、清大肠5分钟。

（2）食疗：鱼腥草炖梨，小口频服。

做法：鱼腥草干品15克（或鲜品30克）梨1～3个洗净去核，大火烧开转小火30分钟，喝汤。

（3）注意事项：早上不管有没有起床，只要醒了就喝半杯温开水。

（4）禁忌：辛辣、油腻等食物。

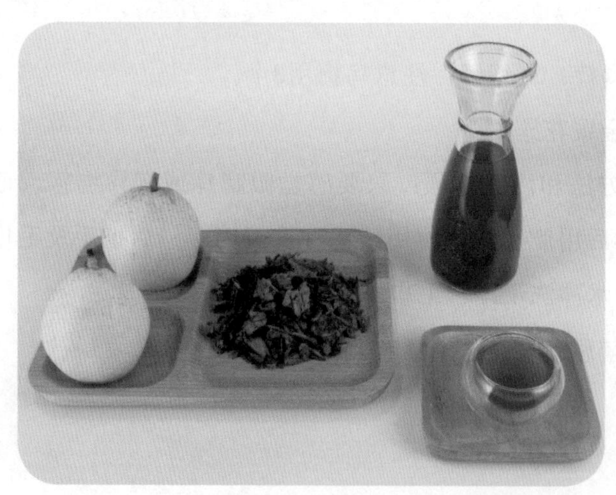

咽喉炎

咽喉炎，中医称为喉痹。有急慢之分，急则凶险，慢则久久不能愈。今又有亚急性咽喉炎，症状模糊，更容易被忽视。西医分类比较繁杂，治疗方法都是使用抗生素。

咽喉炎多发于春秋季节，冬季次之。

急性喉炎起病急，往往睡前能吃能喝，活泼可爱，醒来即“犬吠样”（空空的）咳嗽、声嘶、吸气性喉鸣音（妈妈们所谓的有痰咳不出）、憋气甚至出现三凹征，严重者则发绀、烦躁不安、面色苍白、心率加快、咽部及声带充血水肿。此病急重者喉头水肿，拥塞气道而使孩子窒息而亡，故而急重者请立即就医。春秋季，家中可备六神丸或喉症丸，一旦发现问题，第一时间加水研末含服。注意拿出孩子平时最喜欢的玩具或最爱看的动画，尽一切努力，不要让孩子哭闹！因为哭闹会加重咽喉充血。

急性期宋氏儿推手法：重按小天心3分钟、清肺5分钟、小横纹10分钟。这只是辅助治疗，急性喉炎必须去医院，不可拿孩子生命当儿戏！

慢性喉炎的孩子往往干咳，频率高，并有喉鸣音、声音哑或嘶哑、口渴，下半夜及早晨咳得厉害，白天较轻，因此家长往往容易放松警惕，但第二天最多第三天即开始加重，从而把最初最好的治疗机会错过了，此时极易转成急性喉炎。孩子喉腔部狭小，喉软骨弱，发生声门下水肿即出现“犬吠声”咳就必须去医院就医，并且做上面急性发作的辅助手法、服用药物。

（1）宋氏五步法。

（2）小天心5分钟、清肺5分钟、大清天河水5分钟、清板门5分钟、清大肠3分钟、腨阳池3分钟。

（3）禁忌：干燥、辛辣、油炸等食物。

（4）注意事项：此时咳嗽很容易被误认为寒咳而用麻椒蒸梨，所以特别提示喉炎引起的咳嗽患者忌食麻椒蒸梨！

（5）食疗：

①大青麦茶：青果（橄榄果）3个、胖大海1个、麦冬5个、苦丁茶一小段，煮水代茶饮。

②玉荷粥：新鲜荷叶或干荷叶切为鸡蛋大小5片、麦冬6克、百合约10克、银耳约10克、带芯莲子5个、梨1个、玉米糁1把，多加水炖1小时。

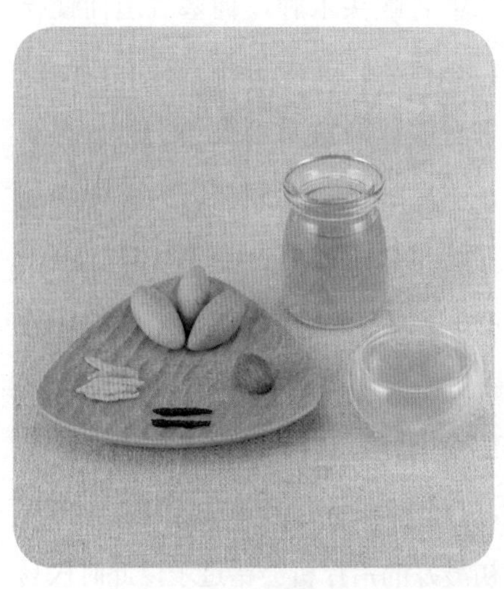

大青麦茶

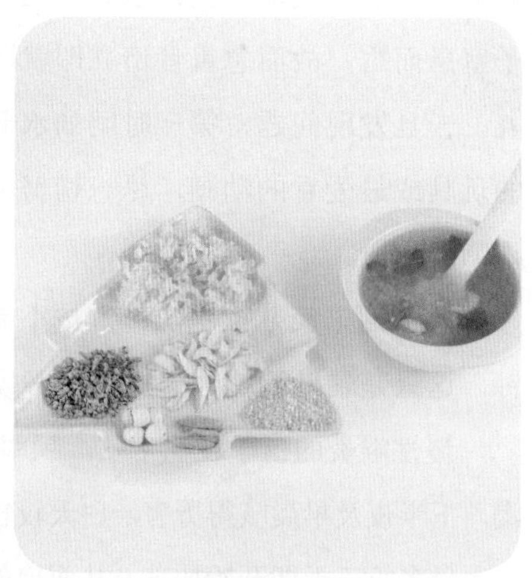

玉荷粥

自汗、盗汗

与成人盗汗不同，孩子所谓的盗汗是睡后两个小时之内大量出汗，以后背、脖子、头颅出汗为最多，所以它与成人盗汗是有本质区别的。孩子自汗、盗汗多发于脾虚、肺气虚或孩子疾病康复后的一段时间里。自汗、盗汗是孩子免疫力处在较低水平的一种表现，必须加强孩子体质调理，否则极易感受病邪而发病。

（1）宋氏儿推手法：小天心3分钟、补三关1分钟、点按二马及外劳宫各30次、补脾10分钟、补肾10分钟。

（2）睡前搓后背及肾区。

（3）小清天河水10分钟、补肾10分钟。

（4）煅龙骨和煅牡蛎各5克打碎，醋调敷肚脐。

（5）食疗：大补汤加炒冬麦10～30克。

（6）忌不消化饮食。

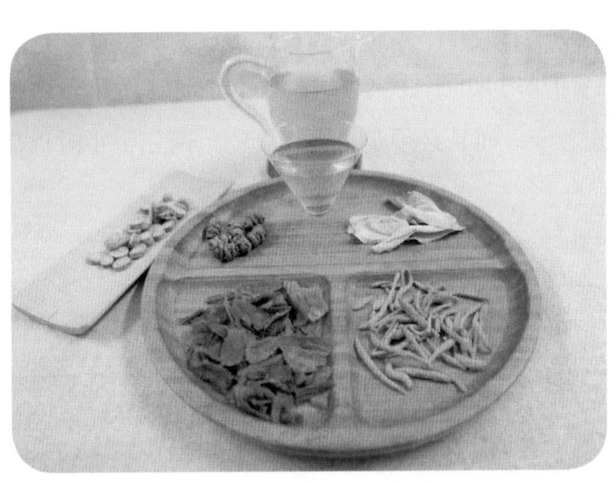

呕吐

呕吐有一个道理是亘古不变的，即只要呕吐，肯定是病态的，对人体是无益的，是有伤害的。在食饮有节的情况下，不管多大的孩子都不应该呕吐，呕吐一次胜过腹泻十次对中气的伤害。孩子越小，呕吐越会伤及孩子的中气即脾胃，所以很多孩子在没有添加辅食之前因为吐奶而导致脾胃虚弱，为孩子添加辅食之后疾病连连、积食、便秘、腹泻、发烧、咳嗽等埋下了隐患。

（1）宋氏儿推手法：一窝风3～10分钟。

（2）手灸肚脐5～10分钟。

（3）咳喘手法1～3遍。我在最初制定此手法时，将其叫作最严格的左升右降手法，只因用此手法调理孩子感冒咳嗽效果突出，故而被妈妈们俗称为咳喘手法。呕吐会对气机运行造成严重的伤害，且往往会连连不断，故而用咳喘手法以最快的方式来恢复孩子气机的运行，达到止吐的目的。

（4）禁食4小时期间只能小口喝水，4小时之后第一次喂食是孩子正常食量的三分之一，而且必须是易消化食物，两三个小时以后才能恢复正常饮食量。

湿疹

湿疹分为湿性湿疹、干性湿疹或慢性湿疹、亚急性湿疹、急性湿疹。得湿疹的孩子，百分之百为过敏体质，在治好湿疹后，最迫切的就是改善基础体质。不同的孩子，要用不同的手法和喂养方式来改善他的基础体质，只有这样，才能真正让孩子不再得湿疹。

（1）慢性湿疹宋氏儿推手法：小天心5分钟、补三关3分钟、小清天河水30分钟、清大肠30分钟。

（2）急性湿疹宋氏儿推手法：小清天河水30分钟、清大肠30分钟。

易患湿疹首先是在怀孕期间，我们的妈妈吃了很多高营养、高蛋白或者阴寒的食物，比如水果，这里指的是大量地吃，导致孩子体内蛋白急剧储存，所以孩子出生之后就是过敏体质，就是一名湿疹儿。

在这里，我解释一下慢性湿疹的治疗手法中为什么前面要加小天心和补三关。由于孩子皮肤变得越来越干燥，不好往外排出湿气，所以室内一定要加湿，以更有利于体内湿气往外排泄。秋冬季节或者初春天干物燥，非常不利于湿邪之气外排，湿疹更容易暴发，所以我们的手法是加上小天心5分钟、补三关3分钟。

腹泻

一、外感性腹泻

多见发热、流鼻涕、轻咳、厌食，腹泻如水样便或蛋花汤样便，有酸臭气，一天数次，舌质稍红，舌苔薄白或白腻。

（1）宋氏儿推手法：小天心3分钟、补三关3分钟、清肺5分钟、逆八卦3分钟、清板门清脾3分钟、推六腑5分钟、膊阳池3分钟。

（2）食疗：葱豉汤加大蒜5大瓣、生姜7片、红糖适量。

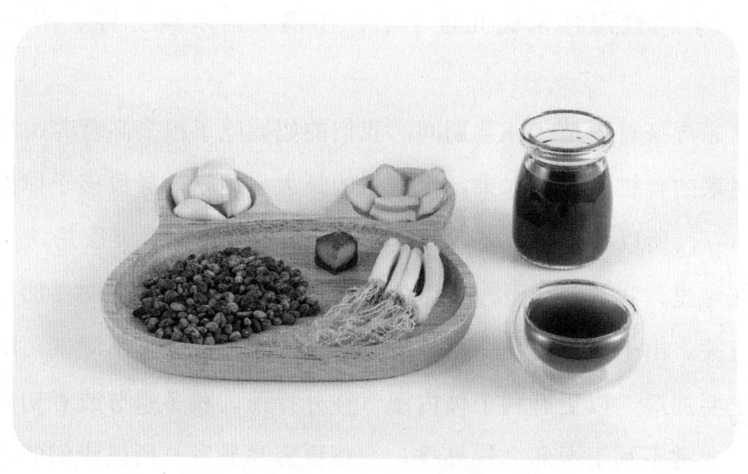

（3）脐疗：藿香正气水敷肚脐。

二、伤食性腹泻

表现为腹泻、腹胀、腹痛、呕吐、不欲饮食，大便恶臭如败卵，呈白色，带有不消化食物残渣，每天腹泻次数5～10次，舌质红、舌苔厚腻微黄。

（1）宋氏儿推手法：点按二马及外劳宫各30次、逆八卦3分钟、清板门清脾3分钟、推六腑5分钟、膊阳池3分钟。

（2）食疗：焦米30～50克、白萝卜30～50克、炒鸡内金12～18克、红糖适量煮水。

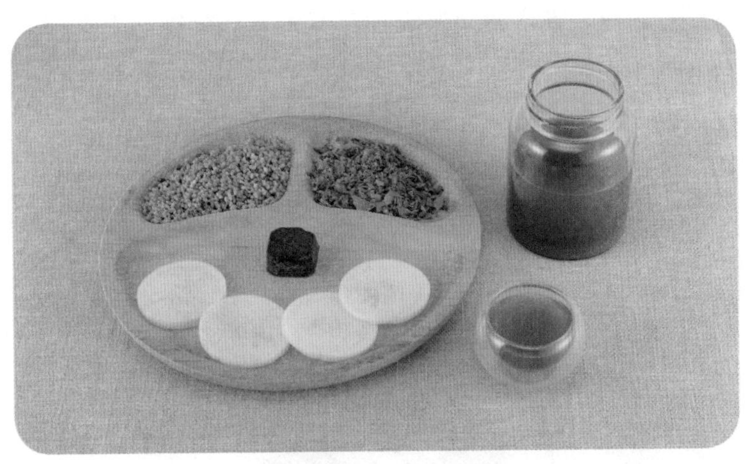

（3）脐疗：盐炒花椒敷肚脐。

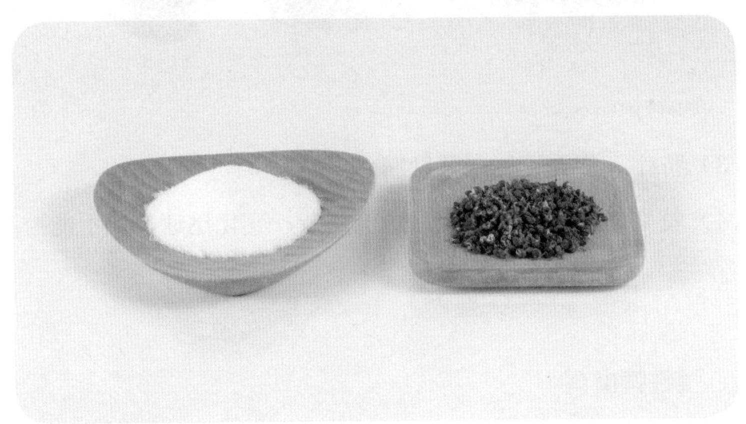

三、湿热泻

症见腹痛即泻、色黄气臭，每天10～20次，壮热烦咳、小便短赤、舌质红、舌苔黄腻。

（1）宋氏儿推手法：一窝风5分钟、清肺5分钟、逆八卦3分钟、清板门清脾5分钟、推六腑（发烧者左右手各10分钟，不发烧5～10分钟）、膊阳池3分钟。

（2）食疗：大蒜5瓣、生姜5片、红糖适量煮水。

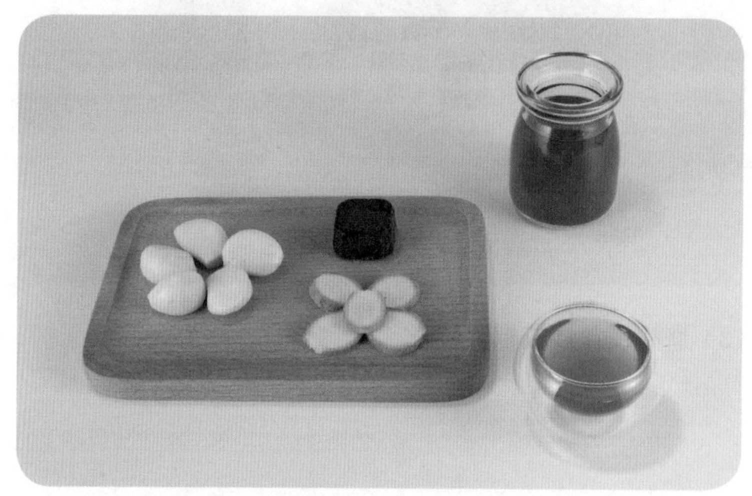

（3）脐疗：藿香正气水敷肚脐。

（4）特别提示：本类型腹泻病机复杂、变化迅速，如不能控制，立即就医。

四、慢性脾虚泻

症见久泻不止或时止时泻，迁延不愈、食欲不振，大便溏薄或水样带有不消化食物，面色㿠白、精神困倦、睡中露睛（上下眼皮闭不上）、舌质淡红。

（1）宋氏儿推手法：点按二马及外劳宫各30次、补脾5分钟、逆八卦3分钟、来回推四横纹5分钟、膊阳池3分钟。

（2）食疗：炒冬麦30克、焦米30克、山药（干15克、鲜30～50克）、炒鸡内金15克、生姜3片、大枣3个（大枣撕开）。泡半小时，大火烧开转小火再煮30～50分钟。

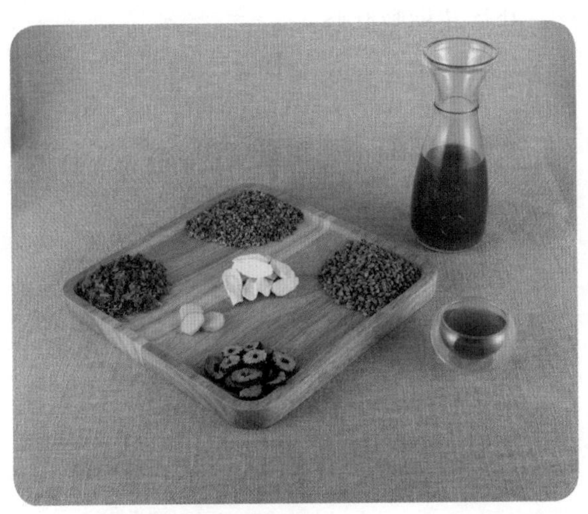

（3）脐疗：盐炒小茴香敷肚脐。

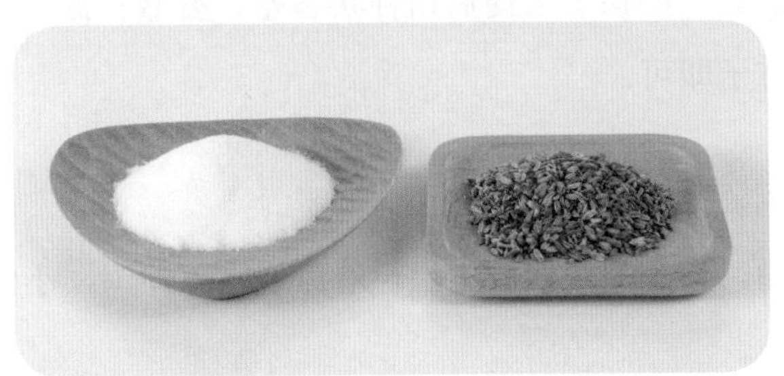

（4）特别提示：饮食必须易消化。

五、急性脾虚泻

腹不响、肠不鸣，稀粪无水，颜色灰黑，一滑即下。泻后萎靡不振，如不速止，其害极大。

（1）家方：炒山药10克、炒扁豆10克、生白术6克、干姜3克、炙甘草3克，煎服。

（2）手法：点按二马及外劳宫各50次、一窝风5～15分钟。

（3）脐疗：盐炒花椒敷肚脐。

（4）禁忌：油腻、生冷食品。

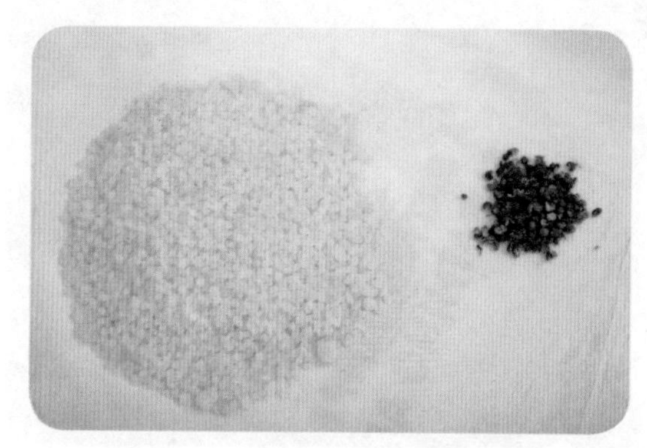

（5）辨证要点：不要过度关注大便的成色，更应关注孩子大便以后的精神状态。只要孩子大便后精神状态差、萎靡不振，直接用这个手法和家传的方子即可。

六、寒泻

面色㿠白，口不渴，四肢不温，着凉或吃凉即泻，小便清长，舌质淡白。

（1）宋氏儿推手法：小天心及补三关各1分钟、点按二马及外劳宫各30～50次、一窝风5～15分钟。

（2）食疗：用和好的面将肉蔻包裹，上火烧或者入烤箱中烤至焦黄色，压碎冲服，分三份，每次服用一份。

（3）脐疗：盐炒小茴香敷肚脐。

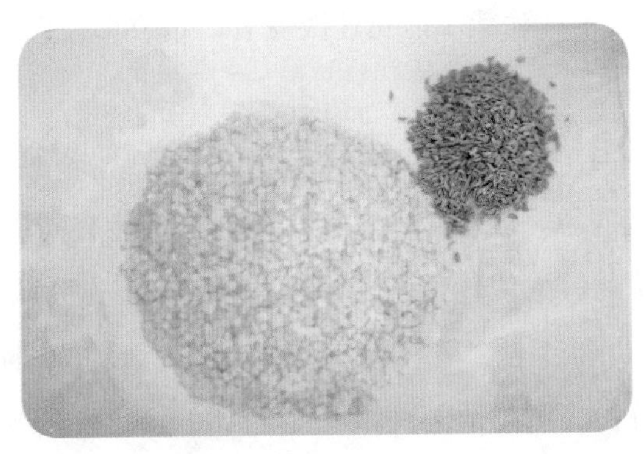

孩子一着凉就容易拉肚子，还有的孩子并没有拉肚子而是肠绞痛，这两种情况都是用这个手法。慢性腹泻是一个慢性的过程，我们就用这个小偏方，没事的时候就做宋氏儿推穴位组合，这样能够使孩子解除这种状态。

寒泻最大的问题是容易引起孩子腹部淋巴结炎或肠系膜淋巴结炎，往往让家长感觉很凶险，其实是有凶没险，只是来势汹汹。在腹部淋巴结炎或肠系膜淋巴结炎急性期，孩子会高烧，烧得特别厉害，所以只要有寒泻，我们必须赶快采取措施。

七、水泻

水泻连连，腹响肠鸣。

（1）补土入水。

（2）宋氏儿推手法：一窝风5～10分钟、清板门清脾5分钟、清小肠10分钟。

（3）温灸：儿童专用温灸器温灸百会3分钟、肚脐和中脘各10分钟。

（4）推荐成方：五苓散。

（5）特别提示：症状不能迅速改变者，请立即就医。

八、秋季腹泻

秋季腹泻起病急、腹泻重、大便水分多，常伴有高烧或上呼吸道症状，必须到医院化验大便，确诊为轮状病毒感染，方为秋季腹泻。

（1）宋氏儿推手法：小天心5分钟、平肝清肺5分钟、清板门5分钟、清大肠10分钟、膊阳池3分钟。

（2）补土入水。

（3）推荐中成药：五苓散。

（4）饮食指导：

①禁油腻厚味，忌茶、咖啡和高糖饮料（包括母乳喂养的妈妈）。

②要少食多餐，鼓励大一点的宝宝多喝水（注意补液，防止脱水）。

（5）特别提示：秋季腹泻严重者必须到医院就医。

秋季腹泻以秋季发生率最高，大多数的孩子都是感染轮状病毒而导致腹泻。因为集中在秋冬季节，所以叫秋季腹泻，其实就是轮状病毒感染，也叫轮状病毒肠炎。秋季腹泻主要通过粪便传播，潜伏期一到三天。易感的孩子一般在2岁左右，现在有的孩子3岁多还容易得这个毛病。

秋季腹泻的特点是先吐后泻并伴有发热，大便呈水样或者蛋花样，病程有自限性。现在并没有特效药，如果腹泻久了就会造成营养不良、生长发育障碍，容易造成死亡。西医治疗就是以抗病毒、保护肠黏膜、补充体液为主，这就是西医的三大治疗方案。补液可防止脱水，防止电解质紊乱，供给营养。

秋季腹泻最初的时候就像感冒一样，有咳嗽、鼻塞、流鼻涕等症状。绝大多数孩子会发烧，有低烧的，也有高烧持续的。有一半孩子会出现呕吐的现象，而且是先呕吐，然后腹泻，频繁呕吐，把胃里的东西、奶汁全吐出来，呕吐持续2～3天，让人非常害怕。

一般呕吐之后会出现腹泻，大便次数增多，1天3次以上，甚至每天多至10次。大便稀薄，呈乳白色、黄色、水样、绿色、蛋花样，偶尔带有黏液或者脓血，无特殊腥臭味。腹泻的时间可以持续3～5天甚至1周，有少数病程可达3周。

因为频繁的呕吐和腹泻，很多孩子会迅速出现脱水、电解质紊乱、口渴、尿量少、烦躁不安、嗜睡、神志不清等症状，要高度重视。大量的脱水，容易引起休克而危及生命，这个要特别注意。

秋季腹泻的诊断非常简单，就是去医院化验检查，确诊是很容易的。

秋季腹泻如果不迅速治好，拖延时间越长，对孩子病后整体康复打击性越大。如果长达一周以上秋季腹泻没有治好，这个孩子要想恢复到他病前的免疫状态，需要几个月甚至一年以上的时间。

秋季腹泻的护理：

严重的秋季腹泻必须去医院补液治疗，且一定要理性医疗，这也是宋氏儿推的理念之一。不能吃止泻药。再一个就是注意饮食，适当减少喂奶的次数，给孩子多喝补液盐水。因为孩子腹泻很严重，肛周很容易糜烂。用我们宋氏儿推的万应油或者香油涂一下，孩子就不那么遭罪了。

主食方面最初是流质饮食，给孩子喝点米汤、吃点面条，再就是半流质饮食，这时不能给孩子吃一些乱七八糟的东西。尽量不带孩子去人多的地方（包括幼儿园），保持室内空气流通，减少感染机会。

秋季腹泻对孩子的影响是相当大的，一定要高度重视。秋季腹泻时有很多孩子伴有上呼吸道症状：咳嗽、流鼻涕、有痰等。往往秋季腹泻治好了，咳嗽还要迁延一段时间，这个也是家长要高度注意的。

老吃不长肉

老吃不长肉，此为孩子脾虚的一个症状，并不是病的名字。宋氏儿推不讲病，而是重在调理，重在帮助家长将自己的宝贝调理得生龙活虎，所以才有了这么一个题目——老吃不长肉。为什么有的孩子老吃不长肉呢？是因为孩子脾胃虚弱、中气不足，总是感觉胃里空空的，所以爱吃东西，想把它填实了，往往刚吃完饭又要吃，见东西就吃，吃完就饿。除了肚子大，身上没有肉外，这样的孩子往往还爱趴着睡觉。

（1）手法：按揉小天心3分钟、按揉二马和外劳宫各30次、清板门5分钟、顺运八卦5分钟、清大肠5分钟、膊阳池3分钟。

（2）睡后：补肾10分钟、小清天河水10分钟、按揉小天心5分钟。

（3）食疗：大补汤（见第三章之《咳嗽》）。

（4）温灸：儿童专用温灸器温灸肚脐10分钟、中脘10分钟，每周一次。

（5）饮食指导：易消化饮食。

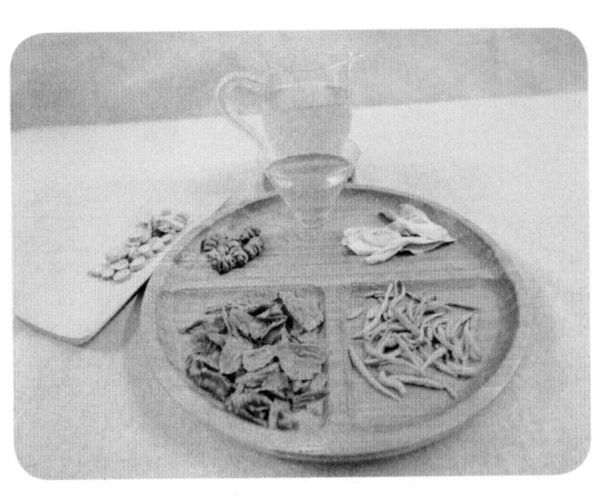

傻吃不消化

脾虚、脾胃不和的孩子虽不常喊饿，但特别能吃。这样的孩子稍微不注意就会吃撑，吃撑一次就会重症积食一次，往往会引发高烧、咳嗽。但一般情况下，这样的孩子能吃、能喝、能玩，比较健康。那么对于这样的孩子为什么还要调理呢？这是因为现在脂肪肝患者的年龄越来越小，所以从调理的角度来说，我们必须从小开始防止孩子出现脂肪肝。

（1）宋氏儿推手法：按揉二马和外劳宫各30次、补脾5分钟、逆八卦5分钟、来回推四横纹10分钟、膊阳池3分钟。

（2）温灸：儿童专用温灸器温灸肚脐和中脘各10分钟、左右足三里各5分钟，每周一次。

流行性腮腺炎

流行性腮腺炎是病毒性传染性疾病，又称流腮、痄腮，发于幼儿和学龄儿童，冬春季多见。重者发烧、头痛、食欲不振。一般无明显的全身症状，往往一侧或两侧腮腺肿大，且以耳垂为中心，所以按耳垂疼痛剧烈者，请务必到医院确诊，及时治疗。以下为宋氏儿推和外敷方法，用作辅助手段。

（1）宋氏儿推手法：小天心5分钟、平肝清肺5分钟、大清天河水5分钟、清板门3分钟、推六腑5分钟、膊阳池3分钟。

（2）外敷：仙人硝外涂患处。

仙人硝：仙人掌去刺50克、芒硝或玄明粉10克，一同捣成泥状，涂在纱布上，加一层纱布再涂，一共涂三层，然后敷在孩子的患处。直接敷也可以，但是滑得厉害，容易掉下来。每天两次，每次1～2小时。过敏者禁用。

（3）特别提示：流行性腮腺炎可能引发脑膜炎、胰腺炎等疾病，高烧必须就医。

荨麻疹

“诸痛痒疮，皆属于心。”荨麻疹是对过敏性皮肤疾病的一个综合称谓，主要表现为痒、身上出现丘疹或者划痕等。

（1）宋氏儿推手法：小天心5分钟、大清天河水10分钟、清板门3分钟、清大肠5分钟、膊阳池3分钟。

（2）外敷：韭菜籽、大盐（腌咸菜用盐）各5克，敷肚脐30～60分钟。皮肤敏感者禁用。

（3）淘米水外敷患处：温水淘大米，用淘米水加少许食盐，记住只要有咸味即可，用布沾湿拧五成干，湿敷剧痒之处，约三五分钟即可。

（4）食疗：大补汤加生黄芪9克。

手足口病和疱疹性咽峡炎

疱疹长在手足口上为手足口病，疱疹长在咽峡部为疱疹性咽峡炎。我把它们归属于病毒性疱疹，从我家传中医的角度，都属于温病的一种。我们调理好了很多病毒性疱疹，除去用家方，以下调理方案也是很重要的。

（1）宋氏儿推手法；按揉小天心5分钟、补三关3分钟、平肝清肺5分钟、大清天河水5分钟、清板门5分钟、推六腑3分钟、清大肠5分钟、膊阳池3分钟。

（2）睡后手法：补肾10分钟、小清天河水10分钟、按揉小天心5分钟。

（3）食疗：三豆饮加香菜根煮水（见第三章之《 发烧》食疗方）。

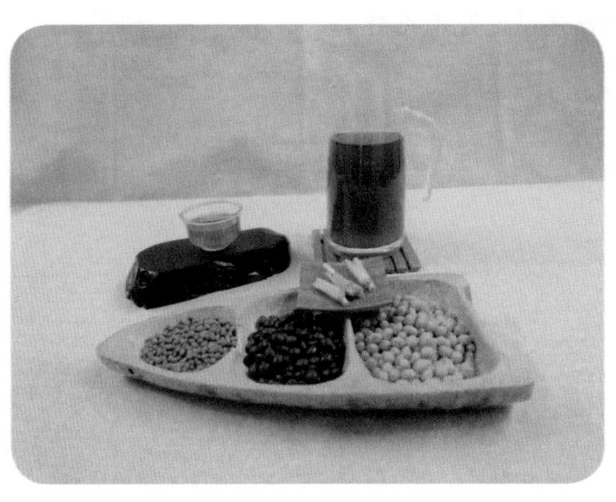

对于手足口病和疱疹性咽峡炎，没有必要把这个名字分得特别清楚，而且又没有太好的区分办法。疱疹性咽峡炎是小儿常见病之一，常伴有高烧、厌食、哭闹等多项症状，可以交叉感染，甚至有的家长也容易被感染上。

疱疹性咽峡炎的第一大特点就是高烧，可以高烧到39℃度甚至40℃以上。第二，非常危险，有的孩子在39℃就会出现高温惊厥甚至是昏厥的危险情况。它的最初特点就是孩子突然发烧。此前没有任何征兆，孩子体温很正常，之前吃饭、玩耍一切正常，突然间出现高烧、食欲下降、不玩耍现象，高烧会反反复复，一会儿降下来、一会儿烧上去，反反复复。第三，发烧过程会持续1周的时间。第四，两三天以后，疱疹破了，变成溃疡、满嘴口疮，导致孩子不爱吃饭。

手足口也是一样，疱疹性咽峡炎只在口腔，手足口就是手上和脚上也有疱疹。它们都会引起高烧，都属于小儿常见病，具有传染性，都可以通过验血的方式迅速发现毒性。

川崎病

川崎病最先是在日本发现的，此病和雾霾并没有关系。中医认为：孩子的元阳之火突然上逆，越用抗生素，孩子烧得越厉害，最终孩子仍然是用微弱的免疫力战胜了川崎病。那么我们应该怎么做？重点应该把龙雷之火从上焦往下引，引火归元。虽然苦寒药、消炎药、激素对川崎病患者会造成很大的伤害，但受现代医学发展所限，也只能如此。

宋氏儿推对川崎病后期的康复，尤其对于心肌酶增高、心肌缺损有着非常显著的效果。手法是：小清天河水10分钟、补肾10分钟，每天2次，连做1个月。做完之后去医院化验即能看到效果。

川崎病是以日本一位医生的名字命名的，川崎病主要是皮肤黏膜淋巴系统综合性感染。它的易感人群基本是5岁以内的孩子，临床表现是持续高烧，一般持续在5天以上，时间长的可以达到半个月，虽然现在可以检查、可以确诊，却没有直接有效的办法把它治好。

川崎病我们按照症状来诊断，双侧眼结膜充血并没有渗出物，就是我们说的有眼屎，口腔和咽喉部黏膜充血，口唇干裂，草莓舌。急性期手足红肿；亚急性期指甲周围脱皮，区别于肉刺。出疹期基本是在躯干部，有斑丘状，也多猩红斑状，也有猩红样，颈部淋巴结肿大。单是双侧眼结膜充血或者只是口腔和咽喉部黏膜充血还不能怀疑是川崎病，小小感冒也会引起口腔和咽喉部黏膜充血，只有以上几种情况同时出现，我们才能怀疑，到医院检查确诊即可。

川崎病的西医治疗很简单，即提高免疫力、阿司匹林口服退烧。在急性期，我们小儿推拿是不会治疗川崎病的，我们只治疗川崎病的愈后。川崎病的愈后现在也是医学难题，我们只解决它的愈后。尤其是心肌酶居高不下、心肌缺损，用我们宋氏儿推的手法往往会更好一些。

愈后疗程基本在3个月到6个月，愈后康复的宋氏儿推手法时间也比较长，不能心急，心太急对孩子康复也没有帮助。川崎病对心脏有很大的伤害。从中医角度来解释，川崎病是严重的心肾不交，心火不向下走，心阳之火直接向上烧，相当于中医里另外一种说法——“龙雷之火外越”，龙雷之火是肾中之火向外来，川崎病是心阳之火不向下走。心阳之火不向下走，反而向上走，这样的话造成了很严重的心脏的损害，中医治疗里还是侧重于引火下行。心火延上最严重的情况就是川崎病，从中医角度理解川崎病，我是这么理解的，只是一家之言。

抽动症

一般表现为孩子在无意识的情况下挤眼睛、弄鼻子、张嘴伸舌头、歪脖子，等等。原因是人有任督二脉，督脉是至阳之脉，任脉为至阴之脉。阴阳相和则上下交通，阴阳不和则会生病。而阴阳相和的节点就在人中，此位置连接不畅就会出现上述症状。

宋氏儿推调理抽动症核心手法：小天心5分钟、小清天河水10分钟、清小肠10分钟。

抽动症治疗现在很火，出现了很多的治疗机构，主要原因在于我们现在的家长过于关注孩子，甚至达到神经质的一种程度，孩子本来不是抽动症也被当作抽动症去治疗。

从中医角度来说，抽动症还是任督二脉的问题。督脉就是我们的脊柱里面的脊髓。任脉在前胸、腹部正中间，任脉看不见摸不到。任督二脉相当于我们平时生活里的电线，督脉相当于正极，任脉是负极，正负极出现问题之后就会出现神经性抽动现象，并不是人的意识所能左右的，所以用中医解释抽动症会更加容易明白一些。这也是一家之言。

要解决整个抽动症的问题，应按照中医理念来开具宋氏儿推处方。清小肠最重要的作用就是心与小肠相表里，心中的邪气和污秽之气通过小肠代谢出去，我们宋氏儿推手法为小天心、小清天河水和清小肠。

为了使抽动症更快康复，可以配合小清天河水加补肾手法。

麦粒肿、霰粒肿

麦粒肿即睑腺炎，霰粒肿即睑板腺囊肿。麦粒肿、霰粒肿在中医里都叫胞生痰核。上眼皮属脾，下眼皮属胃，脾主运化，胃主收纳。孩子睡觉露睛就是脾胃不和。慢性麦粒肿经久不愈，肯定脾胃虚弱，可用大补脾。如伴随孩子睡觉露睛，可再加抓腹手法。

（1）宋氏儿推核心手法：小天心5分钟、补三关1分钟、平肝清肺5分钟、大清天河水10分钟、清板门清脾5分钟、推六腑10分钟、膊阳池3分钟（大便干则加清大肠10分钟），1天推2次，分别为午睡和晚上。

（2）抑制心火：睡前左手中指指根轻轻缠绕棉线（3股缝衣线）7圈，切忌用力去缠，早上去掉。

（3）滋水涵木：晚上7点双太溪贴黑豆，睡前11点双太冲穴贴绿豆。

（4）引火归元：热醋调吴茱萸粉敷涌泉，晚上贴，早上揭。

（5）食疗：蔬菜面汤、焦米粥油配馒头、大补汤。

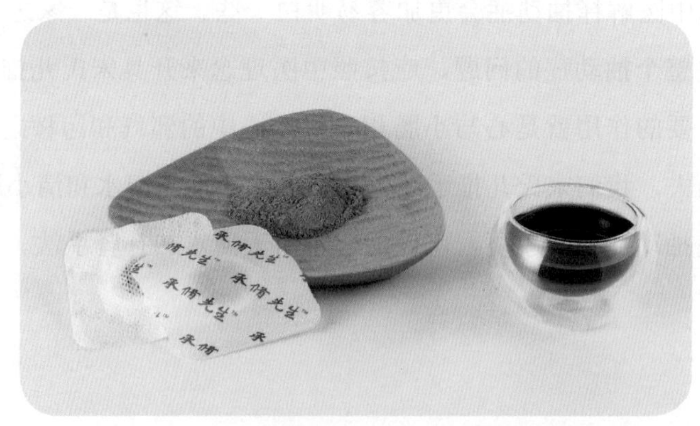

新生儿黄疸

新生儿黄疸分生理性新生儿黄疸和病理性新生儿黄疸两种。生理性新生儿黄疸是指在出生之后2～3天出现，4～6天达到高峰，7～10天消退，早产的孩子持续时间稍微长一点，有轻微的食欲不振，没有其他症状；如果是出生24小时就出现黄疸，或者出生后2～3天出现黄疸，足月孩子超过两周，早产的孩子超过4周，黄疸不退继续加重、加深的，或者消退之后重复出现的，都称为病理性新生儿黄疸。

生理性黄疸主要表现为轻者呈浅黄色，局限于面颈部，有的孩子会波及躯干部，巩膜2～3天可以消退，5～6天皮肤恢复正常；重的孩子一样先头后足再遍及全身，伴随呕吐可以长达一周以上。

四大方面确定生理性黄疸：

（1）黄疸的色泽：轻者浅花色，有点花花的，不是那么黄；重者颜色较深，皮肤黄里透红。

（2）黄疸的部位多见于躯干、四肢近端，一般不过肘关节和膝关节。

（3）一般情况下没有贫血，新生儿肝脾不肿大，肝功能正常，不发生核黄疸。

（4）生理性新生儿黄疸早产儿比足月儿多见，可略延迟1～2天出现，黄疸程度相对重一些，消退慢一些，可以延迟到2～4周。

病理性新生儿黄疸出现早，新生儿出生后24小时之内出现，程度重、进展快、持续时间长、容易反复。黄疸的程度，除了面部、躯干部，还有四肢，手心、足心都会发黄。黄疸的颜色呈橘黄色、金黄色、暗绿色等。病理性新生儿黄疸容易伴随出现贫血、肝脾肿大、出血点水肿、心衰。全身的症状：反应差、精神萎靡、厌食、肌张力低，进而容易高声尖叫、哭闹，呼吸困难甚至惊厥、角弓反张、肌张力增高。

（1）宋氏儿推手法：小天心5分钟、清板门5分钟、小清天河水10分钟。

（2）家方：茵陈6克、生甘草3克煮水喝。

我们的手法组合主要应用于预防以及轻度的病理性黄疸的康复。

孩子注意力不集中

孩子先天脾肾不足、肝胆有余，对于注意力不集中的孩子，主要的问题出在肾的不足上。在中医里，肾主骨生髓通于脑，脑为髓之海，也可以说肾生脑。孩子正在生长发育期，肾要发展，有赖于营养的供给，营养从何而来呢？需要一个很好的脾胃。所以说注意力不集中的孩子要脾肾同调。

（1）宋氏儿推手法：小天心5分钟、小清天河水10分钟、清小肠10分钟。

（2）点按二马和外劳宫各30次、清补脾5分钟、逆八卦5分钟、来回推四横纹10分钟、膊阳池3分钟。

（3）睡后补肾10分钟、小清天河水10分钟、小天心5分钟。

在我的认知当中，注意力不集中的升级版就是多动症：孩子根本控制不住自己，一直在动，一直在弄东西，对任何东西都只是一时冲动。比如孩子拿着玻璃杯看见一个碗，就把玻璃杯一扔，这个玻璃杯摔碎了，孩子都不去管，拿着碗又被另外一个兴趣点吸引，就会把手里的碗也扔掉。

注意力不集中，孩子多动，这两种症状没办法彻底分开。多动症的孩子基本是这样，对任何东西都不会集中精力研究，去好好玩一会儿。多动症就是严重的注意力不能集中，可配合宋氏儿推经典手法睡后宋氏抚触10分钟。现在这样的孩子很多，希望家长认真做这些手法，任重而道远。

再一个，家长不能有急切的心情。正因为您像火把一样，时时刻刻烘烤孩子，才造成了孩子的注意力不集中。家长要平心静气，把自己的心神养好了，孩子的心神才能静下来。希望我们大家能齐心协力去帮助孩子康复。

痱子

孩子生痱子可分为三种：孩子哭闹谓之急痱子，穿盖太多谓之捂痱子，冷热温差大谓之激痱子。要想根除痱子，须避免出现以上三种情况。

（1）宋氏儿推手法：小天心5分钟、补三关1分钟、大清天河水5分钟、清大肠5分钟、膊阳池3分钟。

（2）金银花露：取上品金银花12克，加适量冰糖，150～300毫升温热水浸泡半个小时，大火烧开即可。放凉后再加入蜂蜜搅拌，以有甜味为宜。成人最多可用金银花30克，1～3岁用金银花9克，3～7岁用12克，7～15岁用15克，15岁以上按成人量15～30克。

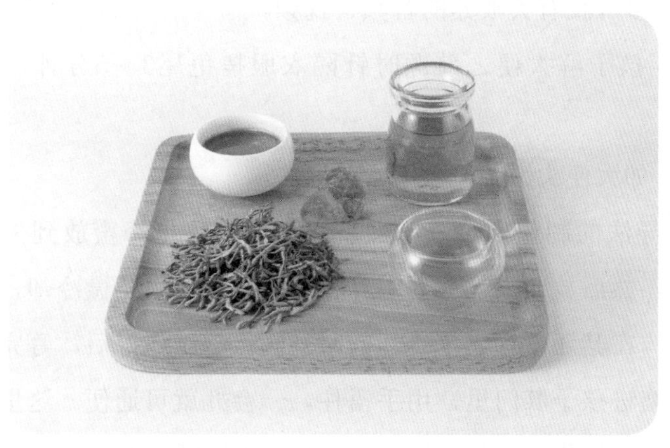

（3）十滴水或藿香正气水兑温热水（必须温热水），洗澡。

（4）饮食指导：易消化饮食。

（5）禁忌：辛辣、油腻食品。

便秘

当下物质生活过于丰富，选择性过多，我们反倒把孩子给喂坏了，正如《道德经》上所说“少则得，多则惑”。有一个吃嘛嘛香、消化倍儿棒、活泼可爱的宝贝是多么难！简而言之，现在便秘的孩子，十有八九为脾虚便秘。脾虚便秘的症状是先干后软或不成形。大家可以遵照以下调理方案：

（1）宋氏儿推手法：点按二马和外劳宫各30次、清补脾5分钟、逆八卦5分钟、来回推四横纹5分钟、推六腑3分钟、膊阳池3分钟。

（2）运水入土，随机而做，不拘时间。

（3）宋氏抓腹，随机而做，不拘次数。

（4）多听我有关喂养的音频、视频。

（5）孩子解大便之前顺时针隔衣服搓龟尾3～5分钟，再让孩子排便。

（6）如大便头干者，可用蜜煎导法。

蜜煎导法的制作方法：蜜煎就是煎蜂蜜，把蜂蜜放到勺（铜或不锈钢）里，然后放在火上煎，等到稠厚了，拿出来稍微冷却，搓成手指大小长短，在其还没有完全冷却的时候制作，制作好后，等完全冷却变硬，即可塞进孩子肛门里，用手捂住，一会儿就可通便。这里需要注意的是，一定要捂住一会儿，等到蜂蜜在大肠里融化了，才能有效果。

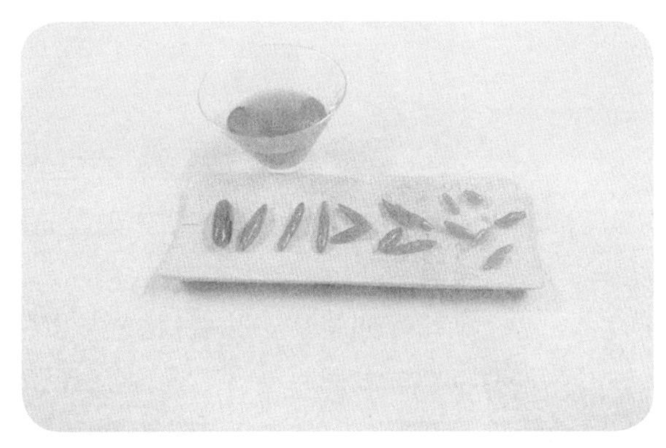

（7）食疗大补汤。

（8）焦米粥。

做法：大米淘洗三遍之后用沸水浸泡半小时沥出，炒锅烧热（不加油），将湿米倒入炒锅中翻炒至无热气、米微黄，转中火继续炒至黄色，再转小火炒至黄黑色即褐色，倒入平盘或放在菜板上晾凉去火毒，第二天早上装罐备用。煮粥时加入适量焦米即可。厨艺精湛的也可选择用熟米饭制作焦米。焦米粥“芳香开胃、焦香健脾、酱香厚脾胃”，具有双向调理脾胃的功效，对小儿腹泻、便秘等症状均适用。

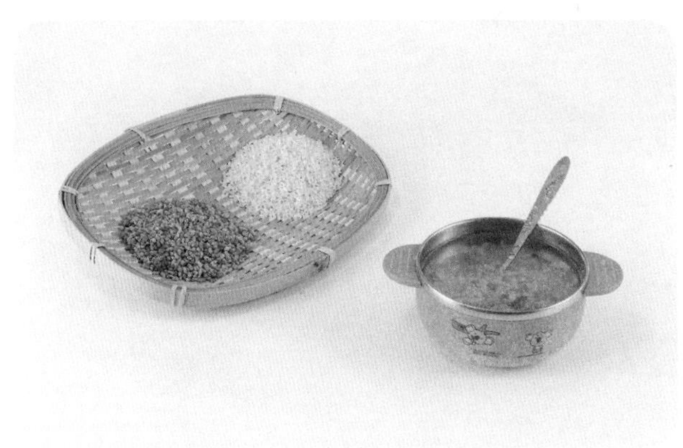

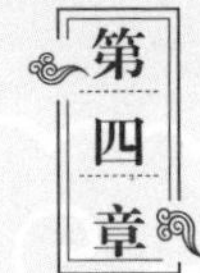

第四章 宋氏全息舌诊

CHAPTER 4

MASSAGE

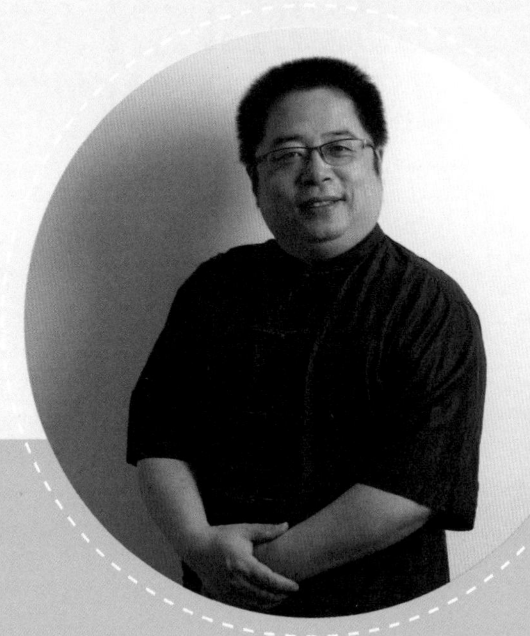

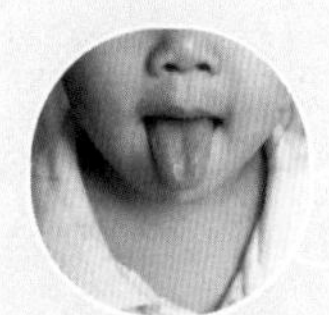
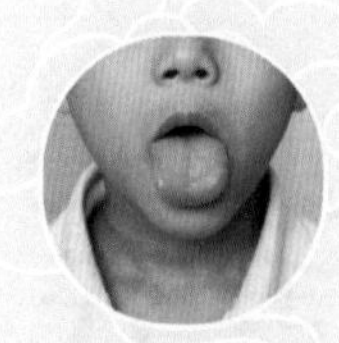
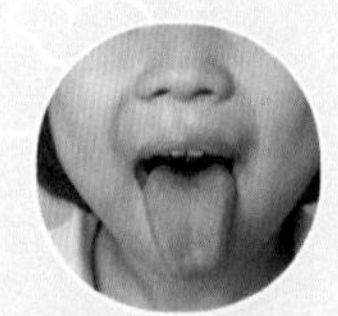

与成人五脏六腑、四肢百骸均已发育完备不同，孩子正处于生长发育期，需要脾胃吸收大量的营养，以供应生长发育所需。学会观察舌苔可以及时发现孩子的脾胃问题，所以观察舌苔是小儿舌诊的重中之重。

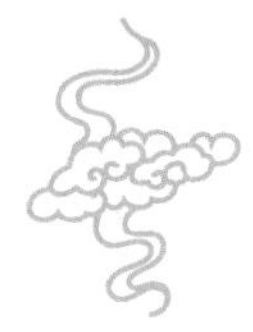

宋氏全息舌诊是宋氏五脏辨证中的一部分，专门用于孩子，并且能够指导开具小儿推拿处方。

全息舌诊是将舌体与人体各脏器和气血运行相匹配的舌诊。人分上、中、下三焦。上焦为胸部，心肺为主；中焦为心口到肚脐，脾胃为主；下焦为肚脐以下的小腹，肾为主。气机运行的方向为左升右降，故而肝在左，主升；胆在右，主降。就整个舌面而言，舌头前三分之一为上焦，舌尖为心，两侧为肺；舌面中间三分之一即中焦，代表脾胃，也是舌苔的主要观测区域；靠舌根的三分之一为下焦，属肾。孩子多先天脾胃不足，又加上我们喂养不当，故而调理好脾胃是王道。中医讲究望闻问切，舌诊是其中非常重要的部分，可以作为一门独立的学科来研究。为了便于大家理解，本书中只简明扼要地介绍一下舌质和舌苔，希望对大家有所帮助。

舌质

舌质的颜色：桃红色、粉红色、浅红色三色合一或者两色合一为正常的颜色；舌尖的颜色稍深为正常，因为舌尖主心，心主火为赤，赤即红。

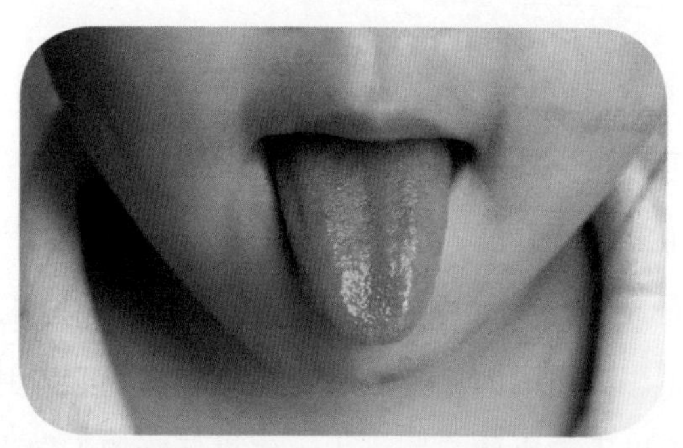

舌质颜色加深

舌质颜色加深，说明内热加重，从而引发上火，一般会合并其他症状。合并其他症状要综合处理，一定要理性医疗，不可偏激。如果没有其他症状，只是舌质红，注意多饮水，不要吃易引发上火的食品。

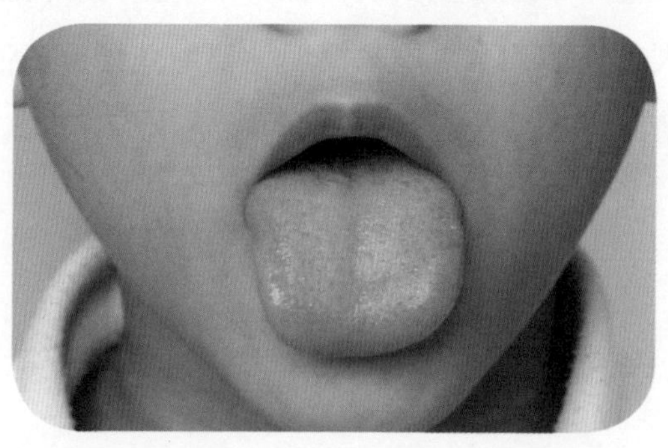

舌质颜色变浅

舌质的颜色变浅，说明孩子气血不足，而脾为气血运化之源，所以一般这样的孩子长期以来脾胃不好、免疫力低，很容易不长肉、不长个儿。凡是这样的舌质不用看症状，做大补脾的手法即可。

大补脾手法：清补脾5分钟、逆八卦5分钟、运板门5分钟、来回推四横纹5分钟、膊阳池3分钟。

如做大补脾大便干燥者即为虚不受补，此时可将大补脾手法中的运板门改为清板门5分钟，来回推四横纹和膊阳池之间加推六腑3分钟，即清补脾5分钟、逆八卦5分钟、清板门5分钟、来回推四横纹5分钟、推六腑3分钟、膊阳池3分钟。此外，不论喝什么粥都要加焦米，焦米的量与大米的量一般为1：1。这就叫作焦米粥，只要熬粥就加上焦米即可。另外，不要强迫性让孩子每天都喝。大补汤每周喝上2～3回即可。

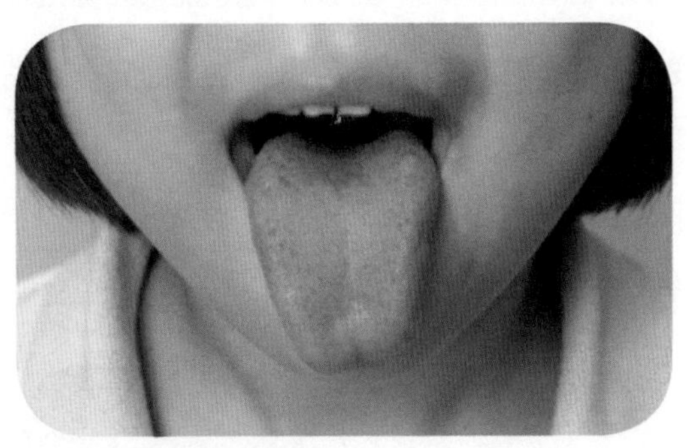

舌苔

正常舌苔的颜色为淡白色，能看到舌底的颜色，范围在舌面中三分之一即脾胃区。

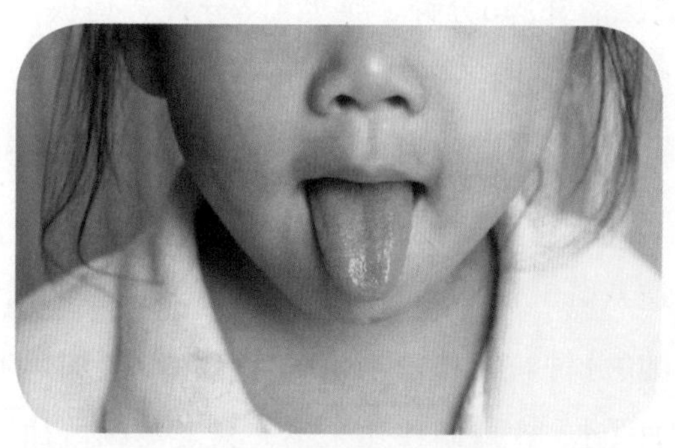

白腻苔

如果舌苔变厚，仍然是淡白色，那么这样的孩子经常积食，可以按慢性积食处理。

宋氏儿推手法：点按二马和外劳宫各30次、清板门清脾5分钟、来回推四横纹5分钟、按揉膊阳池3分钟。

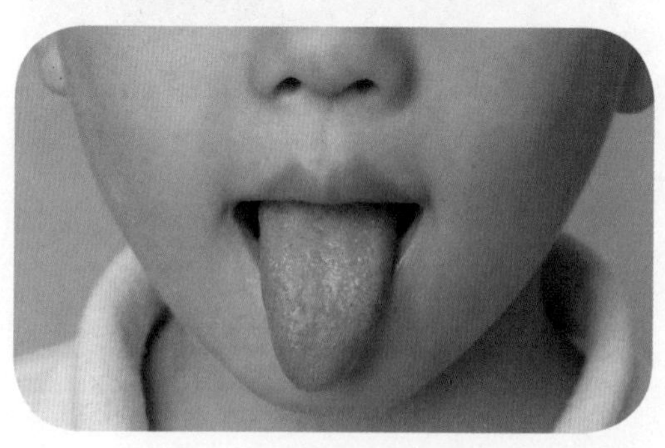

黄腻苔

在白腻苔上有一层浮黄。孩子喂养特别失败的，不仅有黄苔，而且还有裂纹。

宋氏儿推手法：小天心3分钟、清肺5分钟、逆八卦3分钟、清板门清脾5分钟、推六腑5分钟、膊阳池3分钟。

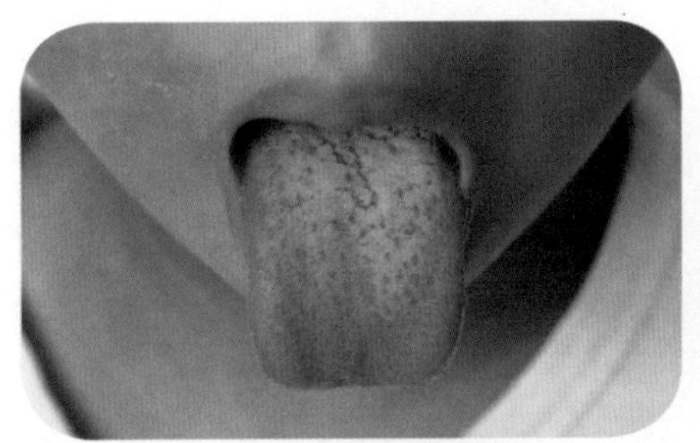

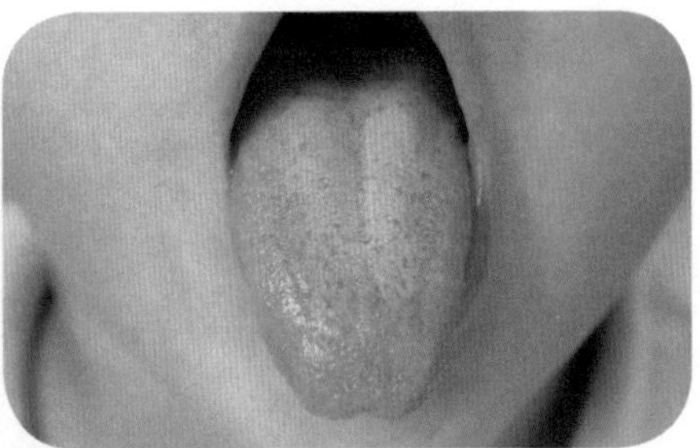

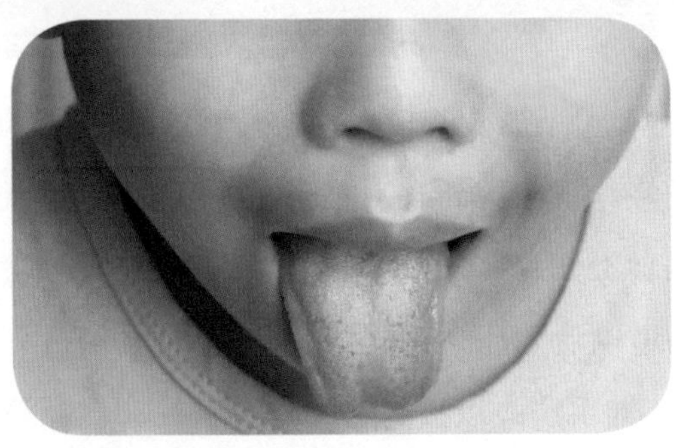

地图舌

地图舌就是舌苔剥脱。有的孩子长期地图舌，说明孩子由脾虚到脾胃不和，进而到五脏不和，是一个比较纠结的孩子。

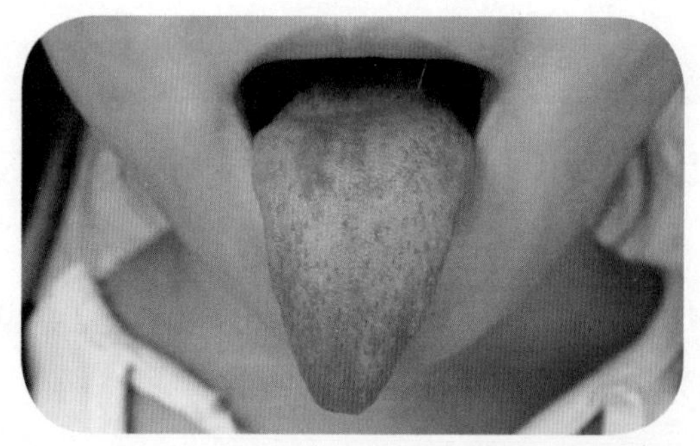

（1）宋氏儿推手法：点按二马和外劳宫各30次、清补脾5分钟、逆八卦3分钟、来回推四横纹10分钟、膊阳池3分钟。

（2）最严格的咳喘手法每天1遍，1个月为1个疗程。

（3）配合食疗：大补汤和焦米粥。

病前地图舌

孩子平时没有地图舌，只在感冒之前有，或者一有地图舌孩子就会感冒、咳嗽、发烧。很多孩子有上述现象。当发现这种现象的时候，我们首先应该从饮食上注意，禁忌辛辣油腻、不好消化的食物，给孩子清肃胃肠道，胃肠道以清为补。

（1）宋氏儿推手法：点按二马和外劳宫各30次、清肺3分钟、清板门清脾5分钟、推六腑5分钟、膊阳池3分钟。

（2）食疗：蔬菜面汤为主食，辅以焦米粥。

病后地图舌

很多孩子在病后会出现地图舌。其实它是孩子疾病反复的晴雨表，如果重视它，孩子的疾病就不会反复，但由于表面上病已经康复，因此很多家长忽视了地图舌的康复调理。所以对于所谓疾病康复后的地图舌，我们要有清晰的认知：病后有地图舌，说明这个病并没有康复，我们应该继续进行调理，而不是所谓的疾病好了就放松调理。

（1）宋氏儿推手法：点按二马和外劳宫各30次、逆八卦5分钟、来回推四横纹5分钟。

（2）食疗：同上。

第五章

中医教您怎么『看』孩子

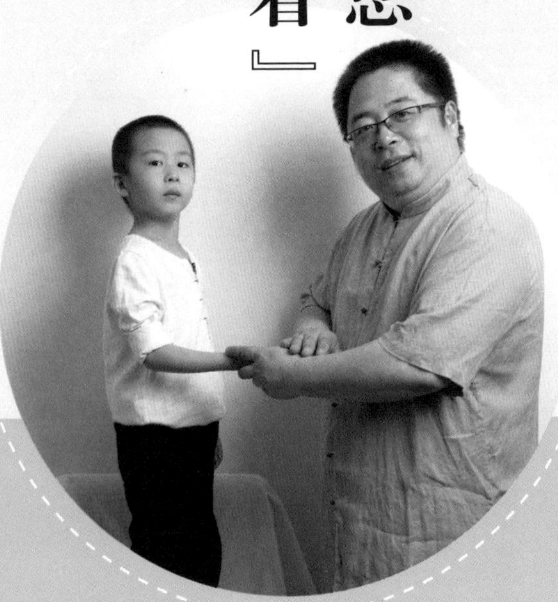

CHAPTER 5

MASSAGE

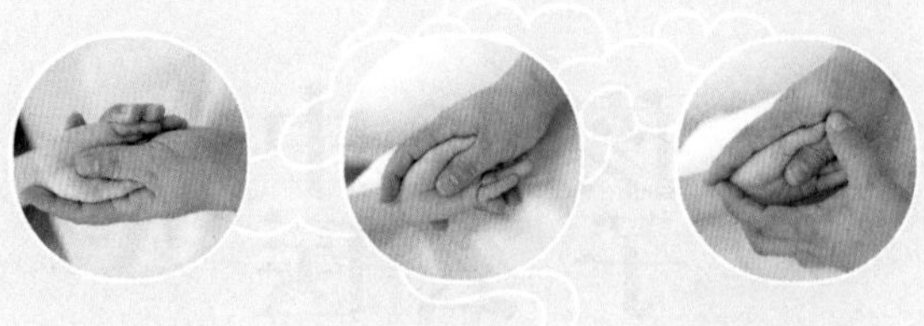

积极改善孩子的饮食方式、饮食规律，让孩子的身心得到愉悦，才能够真正提高孩子的免疫力。

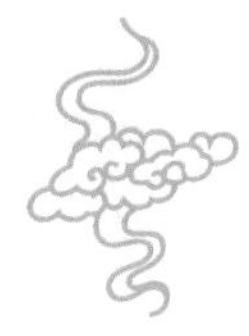

“您会看孩子吗？中医教您怎么看”——这是我们中医入门里面的一项内容。当然，其中所涉及的内容相当丰富。

1. 宝贝的头发竖起来了是为什么？

答：这说明孩子最近一段时间喂养没有规律性，营养吸收跟不上，所以孩子的头发都是竖立起来的。孩子的脾气在这个时候十分急，特别容易烦躁。最好的解决办法：

（1）改善饮食；

（2）大补脾手法；

（3）睡后做宋氏抚触，改善孩子的睡眠。

2. 宝贝两眉之间的青筋很明显、颜色很重是怎么回事？

答：孩子两眉之间有一条青筋，如果很明显、很重，说明孩子最近一段时间免疫力在下降，很容易感冒、咳嗽、发烧，被传染流行疾病。

当我们看到宝贝的青筋变重、变明显的时候，一定要高度注意以下几个问题：

第一，孩子的喂养是否规律、是否有营养；

第二，不要带孩子去人多的地方，比如大型商场、旅游景点等，这些地方很容易引起交叉感染；

第三，对于这样的孩子，首先要排除他不良的健康因素，积极地改善孩子的饮食规律和进餐环境，让孩子的身心得到愉悦。

我们要用扶阳的手法来解决孩子的青筋这个问题。

宋氏儿推手法：小天心 3 分钟、补三关 1 分钟、点按二马和外劳宫各30次、清补脾 5 分钟、逆八卦 3 分钟、推六腑 1 分钟、膊阳池 3 分钟。

3. 宝贝比同龄的孩子矮，而且也不胖，是因为什么？

答：我们现在营养不良的孩子太多了。按说在我们这么一个年代，物质很丰富了，可为什么孩子还是营养不良呢？一个最主要的原因就是，我们给孩子的喂养存在太多的不合理。

首先，是我们喂养的食物缺乏蛋白质、脂肪等营养物质，我们主要是以糊状淀粉类食物为主。我们老是说着科学，却不真正地践行科学。对于孩子的生长意义最大的莫过于蛋白质、脂肪、维生素等营养物质，淀粉什么时候也没有在营养物质的这个行列当中。可是我们现在很多烹饪方法就是淀粉熟了立马就吃，这种快餐式的烹饪方式，是造成孩子不长肉、不长个儿的主要原因。

把米用水一冲成糊了，把面用水一冲成糊了，各种粉用水一冲成糊了，各种所谓的五谷杂粮放在打浆打糊的机器里边，一打也成糊了。

我们现在老是在“糊”弄孩子，为什么叫“糊”呢？就是只有淀粉熟了。我们中国自古以来有粥文化，什么时候有过“糊文化”啊？只有“糊弄人”这个词儿。我们大家应该去做一个实验，不管是大米、小米、五谷杂粮，淘洗干净加上水上锅煮，煮半个小时之后仍然粮食是粮食、水是水。但是，你如果放在料理机里边，不到十分钟，喝吧，特别舒服，口感特别好啊，为什么呢？你喝的是淀粉，爽滑得很，但没有营养。那么营养物质跑哪儿去了？营养物质完全让淀粉裹杂着并没有熟，就进入了孩子的体内胃肠道。那么没有熟的蛋白质和脂肪，孩子能吸收得了吗？你买各种打糊的工具，买各种粮食，买各种好粉，是没少花钱，但是你却培养出了一个非常不健康的孩子。希望大家能够警醒，这是一个很重要的环节。我们儿科学营养缺乏性疾病的第一节就是营养不良，其第一个原因就是喂养不当，而喂养不当里边第一个不合理的就是糊化喂养，这是教科书里面明明白白写着的。

我在全国各地几十个城市给妈妈们宣讲宋氏儿推、宣讲传统喂养，声嘶力竭，有的时候我恨不能喷着血告诉你们，因为你们不能再“糊弄”孩子了。

第二个问题就是给孩子添加辅食也好，断掉母乳也罢，断掉奶粉也罢，总搞突然袭击，这样对孩子的胃肠道造成了很大的冲击，造成了胃肠道的应激反应，从而使孩子的体质每况愈下。尤其是我们现在很多的家长忽左忽右，今天爱西医就骂中医，明天喜欢中医就骂西医，一点儿不理性。我们宋氏儿推一直在提倡家和万事兴、理性就医。

第三个原因就是这孩子让家长给惯的。孩子本来没有吃零食的习惯，家长没事儿总给孩子买点零食吃，等孩子把吃零食的习惯养成了，家长又开始呵斥孩子、限制孩子，如此一来，给孩子养成了饮食不良和饮食不规律的坏习惯，而且又使孩子的情绪极度压抑、烦躁。

以上三大原因足以让你们家宝贝不长个儿也不长肉。

宋氏儿推的手法：点按二马和外劳宫各30次、清补脾3分钟、逆八卦3分钟、来回推四横纹5分钟、膊阳池3分钟。

经典手法：睡后宋氏抚触。

4. 宝贝总是溢奶或吐奶应该怎么办？

答：不管是溢奶还是吐奶都是不正常的。我们很多的妈妈圈里都曾经流传着“吐奶期”一说。在此我必须加以更正，并不存在所谓的“吐奶期”，不吐奶才是正常的，吐奶对于孩子来说只会是一种伤害。

溢奶所带来的危险有多大呢？口腔和鼻腔是相连的，鼻腔通过咽鼓管和耳道相连，所以不管是溢奶还是吐奶，最容易受到损伤的就是鼻腔和耳道，极易引起鼻炎和中耳炎。另外溢奶和吐奶更大的危险是易患吸入性肺炎。孩子没有溢奶期也没有吐奶期，不管吐奶还是溢奶都是很危险的病态的表现。

为什么孩子总是溢奶或者吐奶？在婴儿期，孩子的胃是水平的，小儿肠道的相对长度较成人长，成人肠道为身长的4.5倍，新生儿肠道为身长的8倍，食道又比成人的短，所以对于婴儿，溢奶和吐奶很容易，往下倒是不太容易。

正因为孩子这样的生理特性，所以作为母乳喂养的妈妈更应该注意孩子的喂养。不像吃奶粉，冲了多少毫升就是多少毫升，谁都知道，母乳喂养只有妈妈自己知道。在普及宋氏儿推传统喂养的过程中，很多母乳喂养的妈妈却自己都不知道喂了多少奶给孩子，而且她觉得她好像很无辜。对不起，您这是典型的傻喂孩子。您这么傻喂孩子，哪个孩子不溢奶不吐奶啊？

治疗吐奶、溢奶的方法：

第一，减少喂奶量，喂奶要有规律，少食、少乳、多次喂养。

第二，拍完嗝之后把孩子放在床上的时候，头和上半身要比脚和下半身高出15度到30度。

第三，宋氏儿推手法：

（1）宋氏抓腹。

（2）手灸囟门1到3分钟。

5. 宝贝大便总是先干后软怎么办？

答：首先给大家说明一下这是怎么形成的。大便先干后软代表着宝贝的脾胃虚弱。在20世纪90年代之前，许多脾胃虚弱的孩子都会便溏、大便不成形，所以那个时候有一个非常经典的中成药叫参苓白术颗粒。但是我们现在的时代不一样了，同样是脾胃虚弱，它不是便溏了，而是先干后软，而且大便次数也减少了，因为前头是干的，在肛肠堵着下不来，大便的推动能力变差了。当然也有的孩子每天都解大便，那也是先干后软。这说明这样的孩子脾胃虚弱的程度更厉害，大便不往下排，脾胃又虚弱，这样的孩子的体质也会大打折扣，很容易感冒、咳嗽、发烧。那么原因是什么呢？以前我们没有各种料理机，人们只能给孩子熬粥吃饭，后来我们发现料理机“熬粥”又快又方便，关键是口感好极了。殊不知五谷杂粮在破壁加热后淀粉先熟了，口感当然好！我们做各种汤，比如西红柿鸡蛋汤，都是最后放入淀粉，因为早放了，就成糊糊了，炒菜勾芡也同样是最后放淀粉！所以我们做成的糊，也可以说是速成的糊！

不仅如此，更关键的是它弱化了孩子的脾胃，使孩子的脾胃动力减弱了，推动能力下降了！胃的根本功能就是把吃进来的食物通过强有力的收缩，让食物与胃酸充分混合，使食物形成半液体状的食糜！食糜就是粥状了，可是我们吃的却是糊，比食糜还要细，母乳时胃尚且要把奶瓣食糜化，可是自从添加了辅食，就不需要用那么大的力了，因为吃进来的直接就是糊！胃肠道的动力差了，对粪便的推动能力就下降了，而肛肠是吸收水分的，它可不管粪便存留了多久，只管把肛肠里大便的水分吸干，所以，肛肠的大便被吸收得越来越干。这就是为什么现在这么多的孩子大便先干后软或不成形的主要原因。

还有一个就是各种消化液没能充分与食物融合，大大降低了小肠对食物中各种营养物质的吸收。因为在长期的糊化喂养过程中，胃肠道的蠕动收缩能力被弱化，胃肠道的各种消化液和消化酶都无法与食物充分融合，所以吸收就一落千丈！孩子不长肉不长个子，免疫力能高吗？

长时间的糊化喂养造就了孩子脾胃的虚弱，这是因为退化而引起的虚弱。胃肠动力差了，推动大便的能力就差了，那么很多积存在肛肠部的大便就不往下去。从中医来说，肛肠部的作用就是吸收水分、吸收津液，挨着肛肠部的这些食物残渣中的水分被迅速吸收，在肛肠的这一段大便就变干了，变干了之后又没有推动能力排出去，大便头会越来越大、越来越干，当大到一定程度的时候，会根据地球的引力自然往下坠。很多孩子解大便的时候特别害怕，因为这个大便头下来太可怕了，孩子很可能肛裂甚至大便上带血。按说大便如此之干，应该吸收得挺好吧，可是打开之后却全是不消化的食物。大便前头干了，后面的又为什么不干呢？因为后面没有被吸收水分，所以说就基本上是软的，甚至不成形。

曾经有一位妈妈中午12点1刻打电话告诉我说："先生，我在微信里面给你发了四幅图片，您看一下。"中午12点1刻，谁家不在吃饭呢？我也没多想就打开了微信，一看四幅图片，点开第一幅是大便，点开第二幅是大便，点开第三幅还是大便，点开第四幅的时候就是我所说的那个最硬的大便头十字切开了。我看了一下，然后做了回复，这位妈妈最后就一句话："请您务必仔细看看。"我的面条刚吃到一半儿，这时候电话又响了，还是那个妈妈打过来的。我说："有事吗？"她说："先生，对不起，您是不是吃饭呢？"我说："对。""那我那个微信，您吃完饭再看吧。"我说："没事儿，我正看着呢，没事儿挂了吧。"通过这么一个小例子足以说明，我们天下的妈妈对孩子大便的重视程度。可是光对大便重视不成啊，一定要解决孩子的喂养问题，这才是最重要的。

大便先干后软我们应该怎么调理呢？

宋氏儿推手法：点按二马和外劳宫各30次、清补脾5分钟、逆八卦5分钟、推六腑3分钟、膊阳池3分钟。为什么呢？因为孩子脾胃虚弱久了，肯定会阳虚，就是力量不足，所以我们按二马、外劳宫来补齐阳气。我们为什么又用了推六腑？因为这样的宝贝最好是给他清肃干净。另外胃肠道以通为补，推六腑在这儿是补的手法，不通则堵，通了则为补，这就是胃肠道的特性。

6. 宝贝睡觉总是闭不上眼睛，也就是睡觉露睛，是怎么回事?

答：从中医全息理论来说，“上眼睑属脾，下眼袋属胃”，那么上下合不到一起，这是脾胃不和。

我们很多著名的老中医、老先生在治疗麦粒肿、霰粒肿的时候，往往会先调孩子脾胃，先健脾消食，然后再加上软坚散结和清热解毒的药，足见眼睛的上眼睑和下眼睑与脾胃的关系。我们宋氏儿推也同样受中医理论的指导，同样是在辨证论治的情况下开具的处方。

宋氏儿推处方：小天心5分钟、平肝清肺5分钟、大清天河水5分钟、清板门清脾5分钟、推六腑5分钟、膊阳池3分钟。如果大便干燥，那么在推六腑和膊阳池中间再加上清大肠10分钟。

第二步：中指缠棉线七圈。为什么中指缠棉线？是因为中指为心包经所过之处，中指指根缠棉线能够达到清心火的作用。中指缠棉线的作用确实很明显，不仅方便，而且没有任何创伤。一定要记住轻轻缠绕即可，绕七圈轻轻地打个结。孩子睡着了，轻轻给他系上就可以了，第二天孩子的眼睛就会好很多，这是很多家长通过实践证明的。

7. 宝贝头发稀少是怎么回事?

答：孩子脑袋后边的头发稀少，家长统一的认识就是缺钙。那么孩子怎么就缺钙了呢？是钙的吸收出问题了吗？有很多家长非常聪明，给孩子吃AD钙，因为维生素D滴剂能促进钙的吸收。吃过一段时间后，有的孩子确实是头发变多了，但是很多的孩子并没有改善，他仍然缺钙，仍然这一圈没有头发。这是因为孩子脾胃太弱了，不仅不吸收钙，连维生素D都不吸收。你奈我何呢？

所以对于这样的宝贝，我们的第一个干预就是喂养，推荐传统喂养。

其次可用宋氏儿推经典手法：宋氏抓腹，使孩子脾胃相和。

最后用宋氏儿推手法：点按二马和外劳宫各30次、清补脾5分钟、运板门3分钟、来回推四横纹5分钟、膊阳池3分钟。

8. 宝贝大便里有不消化的食物是怎么回事?

答：大便里面有不消化的食物，家长们非常不理解。很多家长问我："先生，我们家宝贝总是吃菜叶子拉菜叶子。后来我就给我们家宝贝把这菜叶打成汁了，现在我们家孩子倒是不拉菜叶子了，可是拉墨绿色的大便。这到底是怎么了？"当我遇到这样的问题的时候，我真是哭笑不得，你把绿叶打成汁了，那拉出来的不是墨绿色的，能是什么色呢？我希望大家一定要记住，当你看到大便里面有不消化的食物的时候，一定要注意这是什么食物，在最近一段时间先不要给孩子吃，然后运用我们的保健手法，赶快加强孩子的脾胃功能，增强孩子的吸收能力。宋氏儿推重在保健，治未病，别等到这事已经发生了你再治，犹如"渴而穿井，斗而铸锥"。

对于这样的宝贝，我们采取的方法是先了解对什么不消化，就先不吃什么，然后加强孩子的脾胃功能。整个的治疗方法和第五个问题的治疗方法是一样的。

9. 宝贝拉肚子，大便像蛋花一样怎么办？

答：为什么孩子大便一天拉好几遍，而且有的时候带有泡沫还有酸臭味？这是典型的消化不良。如果是蛋花样大便还特别臭，那就是蛋白质消化不良，是因为吃的好东西太多了，比如鱼、虾都是高蛋白的东西；如果宝贝拉的蛋花样的大便还有好多小泡泡，伴有酸臭味，这是吃的水果太多了，对水果消化不良；还有的孩子有好多的一块一块像油一样的东西，或一粒一粒的，像鱼卵一样，这是对脂肪消化不了，就是吃得油腻了。同是一个蛋花样的大便，分这么三种：泡沫多酸臭味儿，那就是吃的水果太多引起的消化不良；如果是臭味儿重，尤其是那种死鱼烂虾的味道，就是蛋白质消化不良；如果大便里边有好多颗粒状白乎乎的东西，就是脂肪消化不良，吃得太油腻了。

这三种消化不良，既然我跟你们都分得如此清楚了，你们也确实看到你们家孩子就是这样，那么你们就别给孩子再吃不消化的食物了，先把孩子的脾胃功能调过来！不要再继续伤害孩子，这是最重要的治疗。

对于消化不良的腹泻，首先，饮食上禁食4到6个小时，不要给孩子吃东西，让孩子排空一下。其次就是宋氏抓腹，很多孩子抓完之后就没事了。最后可以点按二马和外劳宫各30次、一窝风5～10分钟、清小肠10分钟。

10. 母乳喂养的宝贝大便是什么样的？

答：我们有的时候能看到宝贝大便不成形，看起来很软，好像有血丝似的。遇到这种情况，我们首先确认是否给孩子吃过西红柿、胡萝卜这类食物。如果没吃，作为1岁以内的孩子，就要引起注意，很可能是您喂的米粉或者奶粉导致孩子胃肠道过敏所引起的。

母乳喂养的宝贝，大便没有明显的臭味，但是非母乳喂养的宝贝，他们的大便是有臭味的。母乳喂养的孩子每天的排便次数是一到两次。母乳喂养的宝贝大便应该是金黄色的，黏度均匀膏状的，有的时候微微带点绿色。这是我们首先应该知道的正常大便的状态，尤其是初为人母的妈妈们。

我们提到了母乳喂养的大便，那么我们也得说一下非母乳喂养的孩子的大便。不管宝贝是喝牛奶粉还是羊奶粉，他们大便的颜色都和吃母乳的不太一样，一般是淡黄色或者土灰色。非母乳喂养的宝贝大便比较干，而且不那么均匀，有时候会有奶瓣。有点奶瓣也不用担心，基本上属于正常。

11. 宝贝小便黄是怎么回事?

答：孩子小便黄首先不一定是上火了，我们要考虑的应该是缺水了，给孩子适当地饮水。这是非常有必要的。如果饮水后小便还是黄，可在尽量多喝水的同时配合宋氏儿推的以下手法：

小天心5分钟、小清天河水10分钟、清小肠10分钟。

12. 宝贝鼻子周围、嘴巴周围发青是怎么回事?

答：青色是因为孩子的免疫力变低了。相反，如果青色变淡了，说明您最近喂养得不错。如果我们看到孩子脸色青了，那么我们可以通过手法的干预、饮食的调节、愉悦孩子的情绪这三大方法使孩子的免疫力迅速回升，这样青色就会变得越来越淡。

13. 小便的时候，宝贝的包皮鼓大包是怎么回事?

答：宝贝解小便的时候包皮鼓出一个包，而且小便的方向不往正前方去，总是或往高或往低或往左或往右。这种情况，主要的原因是包皮粘连。包皮粘连之后会发痒，孩子就会去挠，一旦发炎发得厉害了会出现红肿热痛症状。所以一旦发现孩子小便包皮鼓包的时候，我们就要开始干预。

首先是温水坐浴，其次注意清洁卫生，慢慢地就恢复过来了。

14. 宝贝小脸黄黄的没有血色怎么办?

答：我们黄色人种脸黄很正常，正常宝贝应该是白里透红、红里透着那么一点点黄。如果你们家宝贝整个小脸都是黄的，没有什么血色，可能是因为脾虚。在中医上，脾土生肺金，肺主气，脾土虚了，我们肺金（肺气）也是虚的，所以没有血色。脾也虚了，肺也虚了，这个孩子就容易感冒、咳嗽或者是皮肤过敏，甚至是过敏性体质。如果遇到这样的宝贝，首先在喂养上要高度注意，必须传统喂养；其次可用宋氏儿推手法：点按二马和外劳宫各30次，再加上大补脾的手法；最后就是宋氏抓腹。

15. 宝贝突然流口水是怎么回事?

答：这个时候，你要注意看一下孩子的眼睛是不是含着眼泪，这就是我们所说的水汪汪的大眼睛。如果是水汪汪的大眼睛，再加上流口水的话，那要注意，你的孩子很可能马上就要感冒。脾主运化痰湿，孩子脾胃的功能一减弱，痰湿难以运化，孩子的免疫力就降低，那么就会流口水，这都是一脉相承的。

16. 宝贝磨牙是怎么回事?

答：这个我们大家要高度注意，这是孩子脾胃不和。孩子磨牙再加上孩子最近总爱咬手指头，那么这个宝贝第一就是脾胃不和，第二就是肚里有虫子。

食疗：炒南瓜子，每天服用10～15粒即可（剥壳吃仁）。

南瓜子性平，味甘，因其含有南瓜子氨酸、脂肪油、蛋白质、维生素B_1、C等，具有补脾益气、下乳汁、润肺燥、驱虫之功效。

特别提醒：不具备咀嚼能力的婴幼儿禁止服用！所有宝贝吃任何坚果（包括瓜子）时都应在家长的严格监护下进行，并且进食时严禁引逗！

“请”虫方法：深夜一两点时，撑开孩子肛门，涂上香油。如果有虫子，几分钟后，虫子就会自己爬出来。

特别提醒：我们今天谈的虫子都是指蛲虫。虽然炒南瓜子对蛔虫也有驱除作用，但是在农药滥用的今天，蛔虫真的不常见了。若真怀疑自家宝贝肚子里有蛔虫，建议去医院化验大便，确诊后遵医嘱用药。

17. 宝贝以前不咬手指头，突然间开始咬手指头是怎么回事？

答：有很多孩子并不磨牙，就是突然爱咬手指头，这时我们也要考虑宝贝是否有寄生虫了。解决方案和第16个问题是一样的。

18. 宝贝喜欢趴着睡觉是因为什么？

答：趴着睡觉和大便先干后软是一回事，都是脾虚。它们的整个治疗方法都是完全一致的。爱趴着睡觉那就是脾虚了，而且脾虚得很严重。很多孩子在得病之前并没有趴着睡，病好了，但是孩子还趴着睡，说明这个病对孩子的脾胃造成了很大的伤害。病虽然好了，但是要想彻底康复，还需要一段时间的调理。我们宋氏儿推在孩子疾病预防和病后康复保健上有很好的疗效，可采用以下方法：

（1）宋氏抓腹。

（2）点按二马30次、外劳宫30次、清补脾5分钟、逆八卦3分钟、来回推四横纹5分钟、腨阳池3分钟。

19. 宝贝咳嗽，没有精神了怎么办？

答：对于咳嗽，白天咳嗽一声两声的无所谓，比如说我们喝点银耳羹什么的就能解决了；如果是晚上咳嗽，我们就必须注意，最好就医，让大夫给确诊一下；再一个，如果您发现不管是白天晚上，你们家宝贝咳嗽得没有精神了，就是蔫儿了，那您必须去医院先排除是不是肺炎，我们一定要理性医疗。虽然我们有很好的调理咳嗽的手法——咳喘手法，但是在遇到咳嗽没有精神头儿、发蔫儿的这种情况，还是要去医院检查。

20. 宝贝总是去摸小鸡鸡怎么办?

答：说明你们应该清洗宝贝的龟头、包皮了。宝贝的小鸡鸡肯定是痒或者有感染的情况，一旦痒孩子就容易用手揪，用手揪就容易发炎，一发炎就容易出问题。不要等他出问题，先给孩子清洗一下。

21. 宝贝口腔黏膜出现白色或者片状物是怎么回事?

答：这种症状都出现在婴幼儿时期。孩子特别小的时候，尤其是母乳喂养期间，出现这种症状基本上就是鹅口疮。鹅口疮是因为孩子口腔的酸碱度环境的改变而造成的，和妈妈吃过多的酸性食物有直接关系，尤其是妈妈或孩子应用大量抗生素之后。所以妈妈们都不要吃太过酸性化的东西。解决的方法就是外用冰硼散撒患处。

22. 宝贝大便颜色很深怎么办?

答：这种情况是孩子吃的糊状食物太多引起的，很多胃肠道的消化液，包括肠道里面保护肠道的一些黏膜、分泌的黏液，一块儿排泄出来了，并没有和孩子吃进的食物充分融合，所以排出来的大便颜色很深，暗褐色或者是深绿色，并且大便次数多。不仅颜色深，有时还有类似鼻涕一样的黏液出现。最重要的一个原因就是我们现在弱化孩子脾胃的喂养造成的，因为总喝糊类的东西。胃的功能是要把吃进去的东西食糜化，然后再往下排，经小肠吸收各种营养。您现在在孩子没吃之前就已经把食物糊化了，孩子的胃就慢慢丧失了这个功能，至少是弱化了胃的功能。

23. 宝贝下眼睑靠眼内角这一半发红或发暗紫是怎么回事?

答：当我们看到宝贝的下眼睑，尤其是靠近眼内角这一半发红的时候，我可以明确地说，这孩子经常积食，在喂养上一定要高度注意。我们不仅要经常做宋氏抓腹来调和脾胃，而且一定要用缓解积食的手法去干预它。

凡是经常积食的孩子，首先就积在了胃肠。积就是堵了，往下不走了，也走不动了，那么这时候由于胃肠道里三十多摄氏度的高温，食物就会变质、腐败、发臭。臭气往下走是不可能的，因为积食了堵住了，只能往上来，孩子的食道又短，所以说很容易就上来了，首先到达咽喉部。现在很多孩子会有慢性咽喉部的炎症，就是这个原因。然后开始往上走，有一部分臭气顺着口腔出来了，所以说，你往往会说你个小臭嘴。其实你应该在闻到孩子小臭嘴的时候第一时间知道孩子是积食了，赶快做积食手法处理和干预。

臭气向上到达鼻腔。鼻腔是与我们的眼睛和耳朵相通的，与耳朵相通的是咽鼓管，与它水平的一个管道鼻泪管是直上直下的，像个烟筒一样，鼻泪管开口于眼睛内侧的泪腺，但是它毕竟像烟筒一样，这种臭气很容易往上去。臭气向上去虽然不太通畅，但是这种臭气会慢慢地由眼内角开始往外散发。在散发的过程当中，臭气不是什么好气，就会把整个眼内角、下眼睑这一半熏出慢性炎症，从而使下眼睑内侧发红或发紫。

24. 宝贝红屁股怎么办?

答：小男孩红屁股，有的时候还好说点儿。小女孩红屁股，我们要高度注意，因为男孩和女孩的尿道是不一样的。小女孩的尿道就1厘米那么长，外口暴露而且接近肛门，很容易引起感染，对这个问题我们一定要引起重视。首先要注意勤换尿布，清洁整个会阴部；其次就是洗澡的时候好好给孩子清洗一下；第三就是用一些外用药物。

25. 宝贝大便灰白色怎么办?

答：遇到这种情况，我的建议就是去医院检查一下，看看是不是梗阻性黄疸。

26. 宝贝小便发白是怎么回事?

答：遇到这种情况，家长往往非常惊恐，其实这种情况一般都是一过性的蛋白尿。它只要不经常出现，就不需要去管它。如果经常出现，你可以去医院检查一下，看一下孩子有没有其他变化。

27. 宝贝发烧、烦躁，两眼直视或者斜视，并且伴有喷射性呕吐怎么办?

答：这时候我们要高度重视！首先我们要一边重按小天心，一边带着孩子赶快去医院。为什么呢？这种情况下必须排除中枢神经感染的嫌疑，这是很重要的一个问题。

28. 宝贝大便带血怎么办?

答：这个是肛裂引起的。孩子的大便门头特别干，把肛周给撑裂了。最好的办法莫过于给孩子温水坐浴，然后在孩子解大便之前，隔衣顺时针搓龟尾穴3～5分钟。

敬告各位读者：本书内容只用于孩子的保健。孩子的身体情况千变万化，推拿手法差之毫厘、失之千里，所以当发生自己不能明确的病症时，请及时到医院就医，一切以医生的诊断为准。